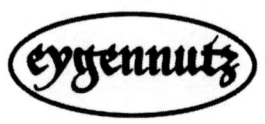

DER ANTI-MAINSTREAM-VERLAG

W0196822

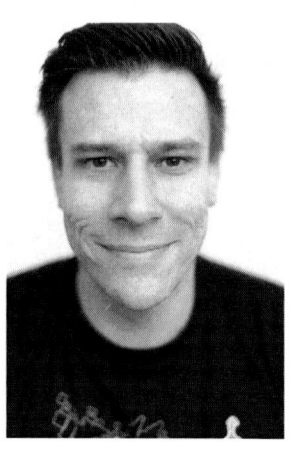

Foto: Rüdiger Trost

JULIAN LASCHEWSKI wurde 1988 in Dormagen geboren und ist das älteste von vier Geschwistern. Seine Kindheit verbrachte er mit dem Gucken von Zeichentrickserien wie Batman, Spider-Man, Ducktales oder Chip & Chap, und wenn die Eltern länger schliefen, klammheimlich Power Rangers. Außerdem entwickelte er früh ein Faible für Videospiele und verdient damit mittlerweile hervorragenderweise sein Geld – nämlich mit dem Schreiben von Rezensionen und Podcasts. Damit er aber nicht den ganzen Tag vor der Glotze hängt, geht er mehrfach am Tag mit seinen zwei Huskys spazieren, die beide genauso stur und frech wie Vorschulkinder sind. Und nebenbei arbeitet er an weiteren Projekten wie seinem geplanten Stand-up-Programm, einem Kriminalroman oder seiner Netflix-Serie, von der Netflix noch gar nichts weiß.

www.rumblepack.de

Julian Laschewski

Nur in meinem Kopf

Leben mit einer Depression

Mit Zeichnungen von
Kira Jung

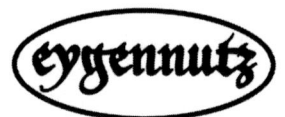

© 2018 eygennutz Verlag, Hamm;
Julian Laschewski
Umschlaggestaltung: Brigitta Settels
Coverzeichnung: Kira Jung
Lektorat: eygennutz Verlag
Co-Lektorat: Mark Benecke
Deutsche Erstausgabe
1. Auflage
Herstellung: booksfactory, Szczecin

ISBN: 978-3-946643-12-8

www.eygennutz-verlag.de

Inhalt

Vorwort 9

Einleitung von Mark Benecke 13

»2014« oder »Wie alles begann« 17

Studium ade 20

Panik ohne Grund 25

Einmal München und zurück 30

Couch mit Wärmflasche, bitte! 35

Können Sie mir helfen? 47

Ich möchte mein Leben zurück 57

Und dann habe ich Gott gefunden 60

Neurologe, Neurolüge 61

Die Schattenwelt 69

Für die Inquisition 74

Erste Hilfe 81

Erste Annäherungsversuche 89

Diagnose Depression 95

Psychosomatisch Apathisch 101

Es ist okay, nicht okay zu sein 106

Ich bin Batman 110

Die Liste 115

Der schwarze Hund 118

Der Knubbel 122

Danke Kiddies   130

Alte Freunde und Bekannte   133

Depressionserzählungen   140

Keine Macht den Drogen   146

Wann wird es besser?   150

Ein bisschen Sport   154

Don't fear the Reaper   157

Tanz des Todes   162

Krieg der Sterne   168

»2017« oder »Der aktuelle Stand«   175

Wie geht es weiter?   179

Ein Versprechen   188

Nachwort   193

Nachschlagabschnitt   196

Für

Mir war immer klar, wenn ich ein Buch schreiben werde, dass es eine »Für«-Sektion benötigt. Denn was bringt es mir, ein persönliches Buch zu schreiben, wenn ich es niemandem widme. Das wäre wie ein wunderschönes weihnachtliches Festmahl mit Gans, Klößen und Rotkohl, das man ganz alleine gekocht und gegessen hätte.

Für meine Frau Anne, ohne die ich (wahrscheinlich) nicht mehr hier wäre. Ich liebe dich.

Für Jake, Melina und Finja. Ihr habt mir mehr geholfen, als es euch wahrscheinlich jemals bewusst sein wird.

Für meine Schwestern, die mir an schwierigen Tagen beistanden.

Außerdem einen Dank an meine Freunde und vor allem an meine »Jungs«. Ihr habt mir ebenfalls geholfen.

Danke an Sarah und Mark, die mich dabei unterstützten, dieses Buch in die Tat umzusetzen.

Und zu guter Letzt noch einen besonderen Dank an Herrn Dr. Waldmann. Ohne seine Begleitung wäre ich jetzt nicht an dem Punkt, an dem ich bin.

Vorwort

Ich habe schon einige Bücher geschrieben. Doch sie alle haben eins gemeinsam: Sie haben nie meine Festplatte verlassen. Ich hoffe, dass es mit diesem Werk anders sein wird. Denn ich möchte eine Geschichte erzählen. Meine Geschichte. Oder zumindest Teile davon. Über die Hürden des Lebens, den Unsinn im Sinn und wie es ist, mit einer Depression zu leben. Aber ich bin kein Arzt oder Psychotherapeut. Ich habe weder Medizin noch Psychologie studiert, sondern habe mich an Philosophie versucht. Als ich dann merkte, dass Taxifahren nicht mein Ding ist, bin ich auf Informatik umgestiegen. Jetzt bin ich freiberuflicher Übersetzer, Journalist und Podcaster. Außerdem plane ich Stand-up-Comedy auf den Bühnen Deutschlands vorzutragen.

Das passt alles nicht wirklich zusammen, aber ich konnte mir ein Standard »9 to 5«-Leben nie vorstellen. Dieses Buch soll auf jeden Fall eins sein: Meine Finanzierung für den Jahresurlaub in Spanien …

Das ist natürlich Quatsch. Ich schreibe dieses Buch aus einer intrinsischen Motivation heraus. Ich kann gar nicht erklären, was intrinsisch bedeutet. Ich werfe nur gerne mit großen Worten um mich. Ich weiß bloß, dass das Wort den Prozess beschreibt, wenn etwas aus einem herauskommt. Menschen mit Stuhlgang-Humor freuen sich bestimmt gerade, aber es heißt schlicht und ergreifend: Ich schreibe dieses Buch, weil ich es schreiben will. Da ich die Hoffnung habe, dass ich jemandem, der durch dasselbe Depressionsdilemma geht, helfen kann. Oder einem Angehörigen näherbringen kann, was es eigentlich heißt, mit einer Depression zu leben. Da ich aber höchstens Westentaschenpsychologie betreibe, möchte ich es auf einer persönlichen Ebene weitergeben. Das heißt, ich kann weder den Unterschied zwischen einer endogenen und exogenen Depression erklären, noch weiß ich, welches Medikament am besten funktioniert. Das liegt aber vor allem daran, dass ich selber keine Medikamente gegen meine Depression nehme und ich mich nicht schlau genug fühle, die Unterschiede zu erläutern. Das überlasse ich lieber Menschen, die wissen, wovon sie sprechen. Menschen, die mir weitergeholfen haben und auch anderen helfen. Denn die mentale Gesundheit ist genauso wichtig, wie die körperliche Gesundheit. Nur, weil man sie nicht sofort sehen oder verstehen kann, heißt das nicht, dass sie einen geringeren Stellenwert einnehmen sollte.

Zum leichteren Verständnis werde ich auf den nächsten Seiten Comics zum Unterstreichen benutzen. Ich hoffe, dass es irgendwann kein Stigma mehr geben wird. Dass sich Männer nicht seltener als Frauen trauen, professionelle Hilfe zu suchen und mentale Krankheit die gleiche Wichtigkeit wie physische haben wird.

Bevor es dann aber gleich mit einer chronologischen Aufarbeitung meines Krankheitsbildes losgeht, noch ein paar Worte zu mir: Ich bin am 7. August 1988 geboren, habe früh eine Leidenschaft für Videospiele und das Sammeln alter Spielzeugfiguren für mich entdeckt und mein Penis ist so groß wie mein kleiner Finger. Und diese Information ist bei Weitem nicht so intim, wie es der Rest dieses Buches ist. Neben dem Sammeln nutze ich meine Freizeit zum Aufnehmen einer Radio-Show, die jederzeit im Internet abrufbar ist. Das Ganze sogar relativ erfolgreich.

Aber genug der Rumschwafelei und Hinauszögerei.

Denn Bücher kauft man selten wegen ihres ausufernden Vorworts. Erst recht nicht Bücher, in denen es um eine psychische Erkrankung geht. Die kauft man aus Mitleid oder Neugierde. Oder aber weil man selber mit dem Thema in Berührung gekommen ist. Ich hoffe, Sie haben so viel Spaß beim Lesen, wie ich beim Schreiben hatte. Also 20% Spaß ungefähr. Denn meine Prämisse war nie ein trockenes Buch voller Tränendrüsengeschichten und Schicksalsschlägen zu schreiben, sondern einen Text, der sich subjektiv und locker mit dem Thema Depression auseinandersetzt. Sollte mir das nicht gelungen sein, dann tun Sie bitte einfach so, denn schließlich habe ich eine Depression.

Einleitung

Die Grenze zwischen Nichtwollen und nicht Nichtkönnen ist dünn. Der Tanz über sie zehrt Kräfte, ist bizarr, aber manchmal auch lustig. Zumindest dann, wenn niemand stirbt. Deswegen haben die beiden Verlegerinnen und ich den wunderschönen Lebensbericht von Julian nebst der knorken Zeichnungen von Kira Jung – übrigens dank der Vermittlung der von mir verehrten Zeichnerin Sarah Burrini (»Das Leben ist kein Ponyhof«) – gerne und mit Liebe zu einem ordentlich gedruckten Buch werden lassen.

Das waren jetzt viele Adjektive, aber sie treffen meine Begeisterung. Denn manche Berichte depressiver Menschen drehen sich gedanklich derart im Kreis, dass es kaum auszuhalten ist. Sie klagen und jammern und ziehen den Zuhörer*innen die Energie aus den Knochen. Nun ist das allerdings auch die Natur der oft genug tödlichen Krankheit. Depressionen sind sogar so tödlich, dass Suizide in Deutschland bei Menschen zwischen 15 und 35 Jahren die zweithäufigste Todesursache sind. Yep, richtig gelesen.

Das Coole an Julian ist, dass er weder ein Gothicboy ist, der Gedichte über eiskalte bis blutige Tränen schreibt, die auf nassem Asphalt gefrieren (was verständlich gewesen wäre; ich bin selbst Grufti, es würde aber erstens in die Irre führen und zweitens die Zielgruppe einschränken). Noch hat er sich in medizinische Einzelheiten zwischen Psychologie, Psychiatrie und Neurologie hineingefuchst.

Nein, das hier ist kein schwarz, pastell oder sonstwie gefärbtes Selbsthilfegequatsche. Julian stolpert stattdessen vollrohr, naiv, couchkartoffelig und stets verdächtig nah an der Videospielsucht mitten in eine Krankheit, die am Ende des Buches auch noch einen schrägen Dreher – in Gestalt eines längst überfälligen Enzym-Tests – aufweist. Doch ich werde nicht spoilern. Julians Story ist von vorne bis hinten jede Leseminute wert.

Bei all dem Shit, den seine Nervenüberträger anstellen, handelt Julian verblüffenderweise oft richtig. Er weiß es bloß nicht. So lehnt er seinen ersten Therapeuten nicht etwa deswegen ab, weil er die Hosen voll hätte vor dem, was bei den Gesprächen seelisch ans Licht kommen könnte. Sondern Julian steht, trotz voll erblühter Depression, einfach nicht auf Draculas Wohnzimmer.

Auch, dass Julians Gefühle taub und finster werden, drückt er weder Gott noch der Welt aufs Auge und rappt dann über das fremde Böse ab. Irgendwo in ihm glimmt die Erkenntnis, dass ihn exakt die Last *seiner eigenen* Welt in die Kissen drückt. Sonst nichts. Dieser Unterschied, nämlich der zwischen Rumgebitche und gesundem Selbstbezug, ist alles entscheidend: An mir kann ich arbeiten (lassen), an der Menschheit nicht. Zumindest nicht so schnell, wie es bei einer gefährlichen Erkrankung nötig ist.

Außerdem verträgt Julian Cannabis nicht (gut für sein Gedächtnis), und Alkohol hat er, aus Gründen, eh nie angerührt. Das ist bemerkenswert, besonders für jemanden, der einen »Beifahrer in der Murmel« hat. Denn wer würde nicht mit einem soliden Rausch liebäugeln, wenn die Nerven laufend ihr eigenes Ding machen? Ich könnte es verstehen.

Sogar das Übersinnliche bezirzt Julian nicht, und das ist vielleicht das Erstaunlichste in diesem Buch. Obwohl depressive Menschen öfters einen eigentümlich tiefen Wahrheitssinn entwickeln, wenden sie sich dennoch gehäuft erlöserischen Hilfsanbietern zu. Quacksalber wissen das und leben davon, oft sogar sehr gut. Dass ausgerechnet Videospiel-Kumpels und -Projekte hilfreicher als höhere oder vorgetäuschte Mächte sein können – das tröstet sogar mich.

Einen Wunsch hätte ich übrigens noch: Das Ganze mal aus der Sicht seiner offenbar heldenhaft liebevollen Partnerin zu hören. Doch das ist – für diesmal – eine andere Geschichte, die ein andermal erzählt wird.

Erfreut über das großartige Buch und in der Gewissheit, dass es Leser*innen mit und ohne psychische Veränderungen große und schwungvolle Schritte voranbringen wird, wünscht und garantiert viel Freude beim Lesen –

Mark Benecke
Kriminalbiologe

»2014« oder »Wie alles begann«

Ich stand im Hospiz. Es war Juni oder Juli. Entgegen meiner Erwartung war die Atmosphäre nicht bedrückend oder abschreckend. Stattdessen war es friedlich und ruhig. Meine Oma lag vor mir in einem Krankenbett. Mein letzter Besuch bei ihr lag ein halbes Jahr zurück. Als ihr Krebs im Endstadium war und die Ärzte nichts mehr für sie tun konnten. Davor habe ich sie ewig nicht mehr gesehen, was schlicht an meiner Faulheit lag, mich zu bewegen, um anderen einfach mal Hallo zu sagen. Obwohl ich als Kleinkind des Öfteren bei ihr gewesen bin. Wenn meine Mutter arbeiten war oder Party gemacht hat, habe ich bei meiner Oma übernachtet. Wenngleich es Jahrzehnte her ist, kann ich mich noch gut an diese Tage erinnern. Insbesondere die Spaziergänge mit ihrem Cockerspaniel Floria oder dass sie mir zum Geburtstag stets einen Kuchen backte, der die Form eines Hundes hatte, und der immer ein kleines Highlight war.

Meine Oma hieß Rita, war Mitte 70 und hat ihr Leben lang gearbeitet. Selbst im hohen Alter, um sich etwas zur Rente dazu zu verdienen. Darüber habe ich mir nie Gedanken gemacht. Sie hatte eben nicht viel und so war das halt. Wenn ich sie besucht habe, kam nie eine Beschwerde von ihr. Sie ist mir als fröhliche und starke Frau in Erinnerung. Aber das ist so das Ding mit Erinnerungen. Der Kopf dichtet gerne etwas dazu und nimmt anderes weg. Ob das hier der Fall ist, vermag ich nicht zu sagen. Trotzdem erinnere ich mich gerne an sie.

Ihre Beerdigung ist gerade mal drei Jahre her. Zeit ist aber so eine Sache. Nicht nur, dass wir sie anscheinend alle etwas anders wahrnehmen, aber diese drei Jahre, also die Zeitspanne vom Tod meiner Oma bis heute, kommen mir sehr lange vor. Als sei sie ewig schon nicht mehr da. Im Vorwort sagte ich, dass hier wird keine Tränendrüsengeschichte und das wird es auch nicht. Aber der Tod meiner Oma und meine Auseinandersetzung damit, so stellte sich später heraus, ist ein wichtiger Teil meiner Depressionsdiagnose. Aber wir sind gerade erst am Anfang und es wäre langweilig, wenn ich jetzt schon die wichtigen Wendungen vorwegnehme! Tatsächlich begann meine intensive Auseinandersetzung mit dem Tod aber schon viel früher.

Nämlich in der Schule, in der ich sehr wählerisch war, was meine Interessen anging. Deutsch, Englisch und Philosophie gefielen mir am besten. In umgekehrter Reihenfolge. In Philosophie hatte ich im Abitur sogar eine 2+ – also 12 Punkte. Das gelang mir aber auch nur, da mein Stufenkamerad Luis mit mir gelernt hat. Ich war nie der Typ, der Hausaufgaben gemacht, gelernt oder die Schule ernstgenommen hat. Darüber sollte ich mich heutzutage eigentlich ärgern und das mache ich manchmal auch. Aber bis jetzt hat niemand nach meinem Abiturzeugnis gefragt, nur, ob ich Abitur hätte. Aber bitte nehmen Sie sich daran kein Beispiel, denn bei mir war es eine Mischung aus Glück und einem guten Kurzzeitgedächtnis. Auf jeden Fall habe ich deswegen eine Zeit lang Philosophie studiert. In der Schule, wie auch in der Universität, haben wir uns in dem Fach immer wieder mit dem Tod auseinandergesetzt. Über die Sinnigkeit und Unsinnigkeit des Lebens. Warum wir sterben, was nach dem Tod passiert und warum Religion für viele Menschen so wichtig ist. Außen vor, dass ich Atheist bin und persönlich mit Religion nichts anfangen kann, verstehe ich, warum manche Menschen eine Notwendigkeit in ihrem Leben dafür empfinden.

Der Tod war somit ein Thema, mit dem ich oft in Berührung kam und über das ich sehr viel las. Tatsächlich war ich sogar so naiv zu denken, dass ich dadurch inneren Frieden hatte. Die Einstellung, mir sei der Tod egal. Zumindest in der Hinsicht, dass es dann sowieso vorbei wäre und es somit keinen Sinn machen würde, sich darüber zu sorgen. Sich um den Tod zu sorgen ist in etwa so sinnig, wie um die Steuern. Denn beides sind die einzigen Garantien im Leben. Ich dachte, ich hätte einen gewissen Abstand zu der Thematik aufgebaut. Dass ich immun gegen die Angst vor dem Tod sei. Ich habe mich unsterblich gefühlt, da mir der Sensenmann egal war. Hörst du mich Sensenmann, ich lach dir ins Gesicht! Doch das änderte sich 2014 schlagartig. Angefangen bei meiner Oma, die an einer Volkskrankheit verstarb, die hoffentlich irgendwann ausgemerzt wird.

Studium ade

Anfang 2014 hätte ich eigentlich mein Studium der Informatik abschließen sollen. Während meiner Studienzeit bekam ich BAföG und Unterhalt, da mein leiblicher Vater meiner Mutter versicherte hatte, dass er weiß, wann er rausziehen muss. Doch ganz plötzlich fiel der monatliche Unterhalt weg, den er mir eigentlich »schuldete«. Schuldete bewusst in Anführungszeichen, da ich nie scharf darauf war, Geld von jemandem zu bekommen, dem ich scheißegal bin. Aber gerade deswegen durfte er mir zumindest einen Teil meiner monatlichen Miete bezahlen. Der Unterhalt fiel zwar recht gering aus, aber es war die nötige Stütze, damit ich über die Runden kam. Als dann aber beides in etwa gleichzeitig wegfiel, stand ich vor einem kleinen Dilemma. Ich hätte mehr arbeiten können, dafür aber noch weniger von der Uni mitbekommen und noch schlechter in den Klausuren abgeschnitten. Oder ich legte mein Studium vorübergehend auf Eis und versuchte etwas Geld anzuhäufen. Nach langer Überlegung habe ich mich dann für Letzteres entschieden. Wahrscheinlich hätte ich auch weiterhin zur Uni gehen können, aber ich hatte Sorge, nicht alles gleichzeitig zu schaffen und pausierte daher. Jedoch gestaltete sich die Jobsuche schwieriger als gedacht. Denn anscheinend konnte jeder Regale in irgendeinem Lebensmittelmarkt einräumen.

Kurz vor der Aufgabe und mit dem Gedanken spielend, mich arbeitslos zu melden, fragte mich ein Bekannter, ob ich nicht etwas für seine Firma übersetzen könne, da ich ja zumindest Hollywood-Englisch beherrschen würde. Im Klartext: Ich guckte seit Jahren Filme und Serien auf Englisch und hatte mir dementsprechend einen fließenden Wortschatz angeeignet. Da eine nette

Summe winkte, stimmte ich natürlich zu. Das Ergebnis war für den Auftraggeber zufriedenstellend und ich realisierte auf einmal: Damit kann man Geld verdienen! Ich kann meine Niere behalten! Auf diversen Freelancer-Plattformen angemeldet, kletterte ich langsam meine Stammkundenleiter hoch und fing an, mein Geld mit Übersetzungen zu verdienen. Glücklicherweise war meine Frau sehr hilfsbereit und sorgte dafür, dass wir finanziell auskamen, damit ich die Anfangszeit, in der ich versuchte auf selbständigen Beinen zu stehen, nicht durch das Verkaufen meiner Action-Figuren bezahlen musste.

Obwohl das Freelancer-Geschäft besser als erwartet anlief, gab es einige Hürden, die sich mir in den Weg stellten. Ich musste Erfahrungen machen, die alle Selbstständigen in ihrem Leben einmal machen müssen: Kunden können Arschlöcher sein. Kunden können nicht bezahlen. Kunden meckern, obwohl es nichts zu meckern gibt. Kunden beschweren sich, dass man ihnen den falschen Text zugeschickt hat und haben dann auch noch recht. Das lag vor allem daran, dass ich von hier auf gleich gut Geld verdiente und ununterbrochen Aufträge annahm. Dass sich das 24/7-Arbeiten relativ schnell rächen würde, war praktisch vorprogrammiert. Blöderweise hat es auf zweierlei Weisen zurückgeschlagen. In Gestalt wütender Kunden und meiner abnehmenden mentalen Gesundheit. Die war aber leider schon seit Jahren nicht auf 100%. Auch nicht auf 90%. Mit Glück kratzte sie an den 70%. Wobei auch das wahrscheinlich nicht der Fall war. Aber zu der Zeit wusste ich nicht damit umzugehen und fraß einfach alles in mich rein – bildlich und im übertragenen Sinne. Arbeit lenkte ab und mit dem Geld konnte ich mir noch mehr Plastikmüll kaufen, den ich mir überall hinstellte und so tat, als würde es mein (seelisches) Loch füllen.

Nach außen hin sieht das natürlich rosig aus: Selbst-ständigkeit, viel Geld, viel Arbeit. Blöderweise kam es nur zur falschen Zeit. Leider kann sich das niemand aussuchen. Eine Depression schlägt einfach zu, ohne ersichtlichen Grund. Wie ein Türsteher auf Steroiden, der sich bedroht fühlt.

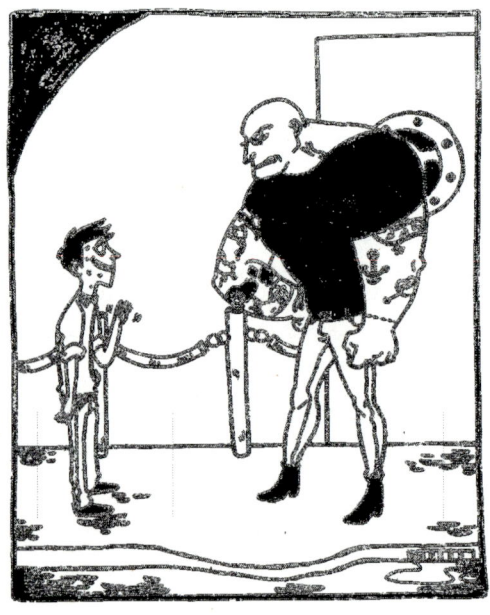

Doch 2014 hielt noch mehr Überraschungen parat: Meine Eltern ließen sich scheiden und ich durfte un-freiwilliger Teil eines Rosenkrieges werden, der ein we-nig an vergangene Kindergartentage erinnerte, wenn die Puppenecke gegen die Autoecke kämpfte. Das Haus sollte verkauft werden und ich musste somit mein Ju-gendzimmer ausräumen und den ganzen alten Kram,

22

den ich nach meinem damaligen Auszug dort zurückgelassen hatte, mitnehmen. Hört sich dramatischer an, als es eigentlich war. Trotzdem knabberte meine Psyche an der Symbolik dahinter – ein Elternhaus, das nicht mehr da war, und als Zufluchtsort wegfiel.

Und wo wir gerade bei dem Thema Eltern sind: Nein, ich habe nicht den besten Draht zu ihnen. Aber ich möchte hier nicht über sie abledern. Das kommt dann in der Fortsetzung »Warum meine Eltern an allem schuld sind und ich keine Verantwortung über mein Leben übernehmen möchte« (Arbeitstitel).

Selbstverständlich ist die Beziehung zu den Eltern ein fundamentales Element für die geistige Gesundheit eines Kindes. Egal, wie alt es ist.

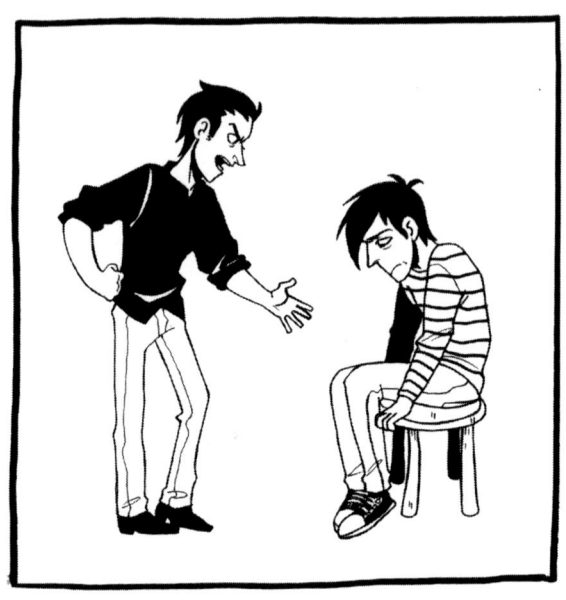

Eine Depression hat selten einen offensichtlichen Auslöser. Da bringt es auch nichts, wenn man der betroffenen Person sagt, sie habe doch alles im Leben und anderen ginge es viel schlechter. Ganz im Gegenteil. Das führt zu noch mehr Schuldgefühlen und Hoffnungslosigkeit.

Panik ohne Grund

Kurz nach meinem 25. Geburtstag merkte ich, wie es mir erheblich schlechter ging. Ich hatte immer dieses Gefühl, dass die Last der Welt auf meinen Schultern liege. Also die Last meiner Welt. Ich habe früh gelernt, Verantwortung zu tragen. Nicht nur für mich, sondern auch für meine Schwestern. Und für andere Menschen, für die man eigentlich keine Verantwortung hätte tragen sollen. In manchen Momenten hätte ich mir gewünscht, dass es eventuell anders gelaufen wäre. Dass ich nicht den Part eines Elternteils hätten einnehmen müssen, weil häufig einer meiner Erziehungsberechtigen gerade anderweitig beschäftigt war. So eine Bürde sollte kein Kind tragen müssen.

Ich konnte das Gefühl nicht einordnen und wusste nicht so wirklich was damit anzufangen. Wie so oft habe ich mich also in die Welt der Videospiele geflüchtet. Ein Ort, den ich seit Kindesalter an sehr gerne besuche. Sei es das Pilzkönigreich von Mario oder Hyrule von Link. Denn Spiele sind eine tolle Möglichkeit, einfach mal abzuschalten und die Welt durch andere Augen zu sehen. Voller Fantasie und Tatendrang. Näher möchte ich darauf aber nicht eingehen, ansonsten werde ich für den nächsten Amoklauf schuldig geschrieben: »Der dicke Depressionstyp hat gesagt, dass Ballerspiele toll sind und deswegen sind das alles Mörder.«

Doch die Videospiele halfen irgendwie nicht. Die scheinbar grundlose Ablenkung war zu groß. Denn was mich ablenkte, konnte ich zu der Zeit noch gar nicht sagen. Ich fühlte mich einfach nur schlapp und müde. In mir drin waberte eine Nervosität und die negativen Gedanken, die ich schon lange mit mir rumschleppte, wurden mit einem Mal stärker. Ich hatte schon lange das Gefühl, eine Depression zu haben. Tatsächlich scherzte ich sogar mit einem guten Freund immer wieder über den Fakt, dass mich alles irgendwann einholen und ich einfach kaputtgehen werde. Dass es dann aber tatsächlich so schnell ging, hatte ich nicht erwartet.

Leider ignorierte ich die Warnsignale meines Körpers und versuchte mich weiterhin einfach abzulenken und nicht darauf zu hören, was mir das kleine, schwarze Männchen ins Ohr flüsterte. Und nein, das ist keine rassistische Aussage, sondern einfach die persönliche Visualisierung meiner Psyche. Ein Schatten, der neben mir stand, mir negativen Kram ins Ohr pustet und unbedingt Huckepack möchte, obwohl er mit jedem Tag 50 Kilo mehr wiegt.

Ich kann mich noch gut an den Abend erinnern, als er zu schwer wurde. Denn am Tag darauf war ich in München eingeladen, um über einen Streaming-Anbieter im Internet zu quatschen. Meine Frau und ich schauten einen Film und ganz plötzlich verschwamm das Bild und ich bekam nichts mehr mit. Überrascht und verwirrt, ging ich ins Bad und benetzte mein Gesicht mit kaltem Wasser. Doch die erwartete Klarheit stellte sich nicht ein. Stattdessen fing mein Körper an zu zittern und zu schwitzen. Mein Herz klopfte gegen meinen Brustkorb und die Beine verloren ihre Standfestigkeit. Ich ging zurück ins Wohnzimmer und konnte mich nicht auf das konzentrieren, was wir da schauten. Der Film ergab keinen Sinn mehr, wobei das auch am Inhalt gelegen haben könnte, da auf Drachen zu reiten sowieso eine dumme Idee ist.

Ich nahm mein Handy und suchte instinktiv nach »Symptome für eine Panikattacke«. Das Ergebnis war wenig überraschend und urplötzlich begann ich unkontrolliert zu weinen.

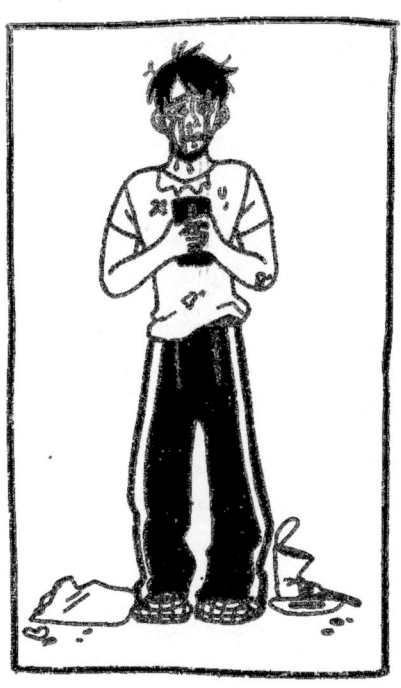

1,85m groß, 100 Kilo schwer, in essensbefleckter Jogginghose und altem T-Shirt – auf das Bild passten nicht mehr als 1,80m und 70 Kilo.

Ein Anblick für die Götter. Der große Junge fing auf einmal grundlos an zu weinen und wusste nicht einmal, warum. Ich habe prinzipiell nichts gegen das Wasserlassen aus der Kopfregion, aber mir war es schon immer unangenehm vor anderen Menschen, insbesondere vor geliebten Menschen, zu weinen. Das hat aber nichts mit einem verkehrten Weltbild zu tun oder weil ich denke, dass Männer nicht zu ihren Gefühlen stehen können. Nur ich kann das nicht.

Meine Frau reagierte natürlich prompt und befand sich überraschend in einer ungewohnten Rolle. Denn bisher war es noch nie vorgekommen, dass sie auf einmal ein großes Baby trösten musste, das in der Mitte des Raumes stand, sein Handy fest umklammerte und einfach losheulte. Sie fragte mich, was los sei und ging wahrscheinlich vom Schlimmsten aus. »Wer ist gestorben?«, schoss ihr bestimmt durch den Kopf. Oder: »Wurdest du bei den alten Batman-Figuren etwa überboten?« Leider konnte ich ihr keine Antwort geben, was weder mir noch ihr half. Ich wollte nur noch mehr heulen. Scheinbar grundlos, wodurch sie sich noch hilfloser fühlte. Wir gingen in den Garten und meine Frau tröstete mich – so gut sie eben konnte.

Was hätte sie auch anderes machen sollen? Für mich da sein, war das Beste was sie in dem Moment tun konnte. Mich ernstnehmen, auch wenn sie gar nicht wusste, was los war, und mich einfach nur in den Arm nehmen und bei mir sein. Nach geraumer Zeit beruhigte ich mich langsam wieder. Ich zitterte nicht mehr, die Tränen hörten auf und auch mein Herz explodierte nicht. Dabei war ich mir sicher, dass das passieren würde. Ich konnte wieder klarere Gedanken fassen und meiner Frau erzählen, was meiner Auffassung nach passiert ist. »Eine Panikattacke. Wahrscheinlich einfach zu viel gearbeitet in letzter Zeit.« Das war leider nur die Spitze des Eisbergs.

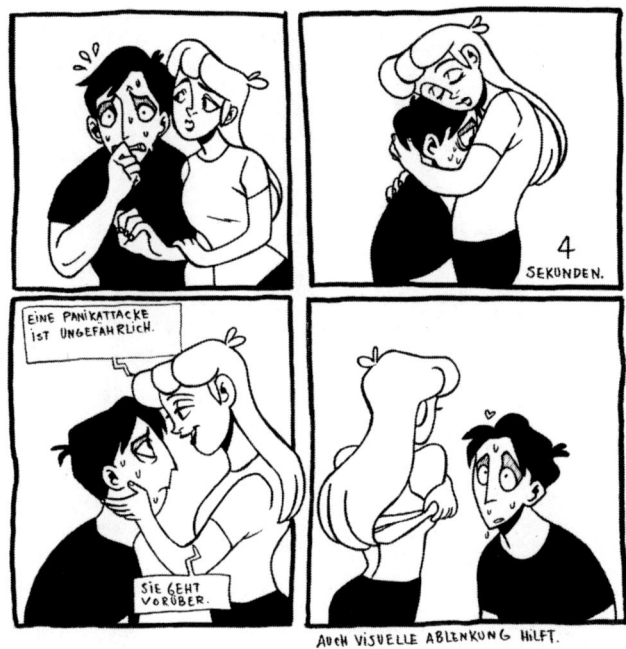

AUCH VISUELLE ABLENKUNG HILFT.

Hat jemand eine Panikattacke, kann man auch als Außenstehender helfen, indem man beruhigend mit der Person spricht und ihr durch die Attacke hindurch hilft. Panikattacken sind nichts Schlimmes. Sie sind nervig, kräfteraubend und man hat das Gefühl, als würden sie ewig anhalten. Was sie aber auch sind: temporär. Sie gehen vorüber. Sie halten nicht unendlich an und werden nicht für immer da sein. Sie werden einen nicht umbringen, sie sind nicht gefährlich, sorgen aber dafür, dass man hinterher komplett im Eimer ist. Eine Übung, die mir geholfen hat und ich zum ersten Mal aus einem Videospiel aufgegriffen habe: Langsam einatmen, bis vier zählen, langsam ausatmen, bis vier zählen, wiederholen. Später fing ich noch mit Meditation und allgemeinen Ruheübungen, wie bewusstem Atmen, an. Dadurch habe ich es geschafft, meine Panikattacken in den Griff zu bekommen.

Einmal München und zurück

Rückblickend war der Trip nach München eine meiner schlechtesten Ideen. Nach der Panikattacke hatte ich kaum bis gar nicht geschlafen, da ich immer noch befürchtete, dass mein Herz einfach aufhört zu schlagen oder platzt. Beides schien mir logisch, nachdem es mit gefühlt 200 km/h in meinem Brustkorb rumgerast ist. Trotz kompletter Schlappheit nach dem vermeintlichen Marathonlauf, konnte ich einfach kein Auge zubekommen. Die Angst, dass mir irgendetwas passieren könnte und ich durchweg auf Alarmbereitschaft sein müsste, hat dafür Sorge getragen. Entsprechend smart war es, eine sechsstündige Reise mit dem Zug anzutreten, um am Zielort eloquent, vertrauenerweckend und selbstsicher einen Vortrag zu halten.

Zug fahre ich sowieso nicht gerne. Wobei ich da bestimmt zur Mehrheit der Menschen gehöre. Denn es scheint eine kleine Gruppe von Leuten zu geben, die denken, dass Körperhygiene optional sei. Dass das morgendliche Duschen etwas ist, was die Großeltern mal praktiziert haben, denn die hatten ja noch kein AXE-Bodyspray, das Gerüche übertüncht. Und ein Wurstbrot mit Thunfisch in der Öffentlichkeit zu essen, ist eine genauso gute Idee, wie das Ausziehen der schweißgetränkten Sneaker, damit die faulig riechenden Füße frische Luft bekommen und atmen können. Gepaart mit Musik, die aus einer Dose rauskommt, und wir haben meinen Sitznachbarn. Keine Ahnung, wie er das macht. Wobei es manchmal auch eine Frau ist. Aber immer finden sie mich. Die Menschen, die Sauberkeit und Manieren als Relikte alter Tage sehen und sich lieber einmal in Parfum baden, anstatt echtes Wasser und Seife zu benutzen.

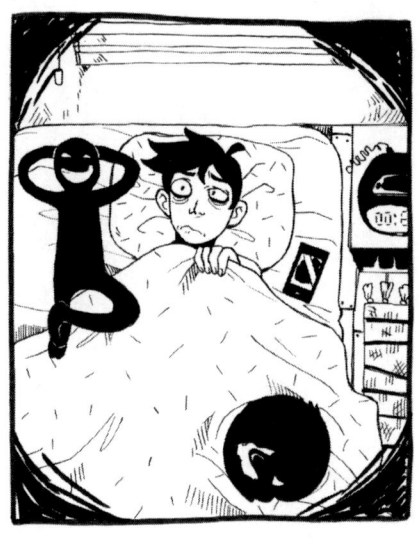

Nicht nur deswegen nutze ich ungerne öffentliche Verkehrsmittel. Hinzu kommt auch meine Kontrollangst. Denn wohl fühle ich mich nur, wenn ich derjenige bin, der am Steuer sitzt. Selbst wenn ich in ein Flugzeug steige, käme es mir sicherer vor, wenn ich es fliegen dürfte. Das ist ein Tick, den ich schon sehr lange habe. Woher der kommt, hat sich mir nie erschlossen. Und sozial inkompetent bin ich auch. Beim Lesen werden Sie wahrscheinlich gerade gedacht haben »Klar ist der sozial inkompetent. Was kommt noch? Angst vor Pferden?« Tatsächlich! Ich liebe Hunde, aber Pferde bereiten mir Sorge. Die sind größer als ich und können mich mit einem Tritt ins Jenseits befördern.

Der Einstieg in den Zug war vergleichbar mit dem Erklimmen eines Berges, nur dass oben der Zahnarzt wartet und ohne Betäubung die Weisheitszähne zieht. Es fühlte sich wie eine unfassbare Anstrengung an, für die am Ende keine Belohnung, sondern unangenehme und unschöne Torturen Schlange standen.

Während der Fahrt konnte ich mich auf nichts konzentrieren. Weder Filme noch Comics konnten mich ablenken. Stattdessen hatte ich das Gefühl, tiefer in einen Brunnen zu fallen. Das Licht dimmte immer weiter ab und ich schaffte es einfach nicht, diese irrationalen Plagegeister abzuschütteln: »Was wäre, wenn der Zug jetzt entgleist und du stirbst? Was hast du aus deinem Leben wirklich gemacht? Du bist Übersetzer? Na und? Es gibt zigtausend bessere Übersetzer dort draußen, die auch noch viel mehr als du verdienen. Denkst du, du könntest dir jemals deine Träume erfüllen, wenn du so weitermachst? Du willst ein dickes Auto? Du möchtest ein großes Haus und Kinder? Noch einen Hund? Wozu? Du stirbst doch eh bald. Alles, was du möchtest ist sinnbefreit. Materieller Kram, den du nicht mal mit ins Grab nehmen kannst.«

Es fühlte sich an, als wäre das schwarze Männchen wieder da – auf meinem übelriechenden Sitznachbarn – um mir fröhlich sein Best Of an hoffnungsraubenden Boshaftigkeiten ins Ohr zu säuseln.

Als die Fahrt endlich vorbei war, begrüßte ich einen alten Freund. Christian. Natürlich Chris genannt, denn ich habe noch nie einen Menschen getroffen, der Christian heißt und nicht Chris genannt werden möchte. Ich kenne ihn seit zwölf Jahren und habe ihm einiges zu verdanken. Ich hätte wahrscheinlich niemals einen Fuß in die Welt des Online-Journalismus gesetzt, hätte er mir damals nicht geholfen. Somit ging ich blauäugig davon aus, dass mein kleiner Abstecher in den Süden Deutschlands mir helfen würde, ein wenig besser mit der vorherigen Nacht klarzukommen und ich wieder auf andere Gedanken käme.

Große Überraschung: Das war nicht der Fall. Ganz im Gegenteil. Ich hatte nach Jahrzehnten wieder ein Gefühl in der Magengegend, welches ich zuletzt als Kind gehabt hatte: Heimweh. Gepaart mit der Sorge, für etwas Wichtiges nicht zur Stelle zu sein. Nicht erreichbar zu sein, wenn etwas passiert oder ich gebraucht werde. Es fühlte sich an, als gäbe es einen Ausverkauf von altem Spielzeug und ich hätte Hausverbot.

Aber woher kam diese innere Unruhe? Wieso hatte ich das Gefühl, dass ich nicht von meinem Posten weichen dürfe? Selbstverständlich hatte ich noch längst keine Antwort auf diese Fragen oder die ganzen Fragen, die noch kommen würden. Ich wusste nur, dass ich schnellstmöglich wieder nach Hause wollte. Am besten jetzt sofort. Doch das ging leider nicht, denn mein Zug zurück fuhr erst einige Tage später.

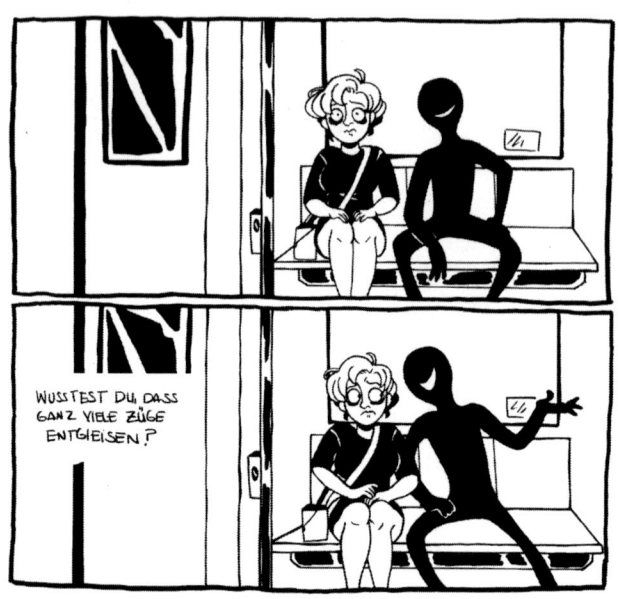

WUSSTEST DU, DASS
GANZ VIELE ZÜGE
ENTGLEISEN?

Couch mit Wärmflasche, bitte!

Die nächsten Wochen sind mir nicht gut in Erinnerung geblieben. Das liegt allem voran am Schutzmechanismus des Hirns. Unser pinker Walnusskern ist nämlich clever genug, unschöne Erinnerungen zu verdrängen oder zu verändern. Damit es uns bessergeht und wir uns nicht an traumatische Ereignisse erinnern müssen. Habe ich zumindest mal gelesen. Wie erwähnt, ich bin kein studierter Neurologe, von daher kann ich nur weitergeben, was ich gelesen oder mir ausgedacht habe.

Somit ist mein Gedächtnis, zumindest in dieser zweimonatigen Periode, sehr verblasst. Nachdem ich aus München zurück war, war ich der festen Überzeugung, wieder da ansetzen zu können, wo ich aufgehört hatte. Vor der Panikattacke, bevor die Tage der Schlaflosigkeit, des Selbstzweifels und der Angstzustände begonnen hatten. Doch diesen Punkt sollte ich nie wieder erreichen …

Dramatisch, oder? Dann hören Sie jetzt besser nicht auf mit dem Lesen! Außer es ist schon nach Mitternacht und Sie müssen morgen früh aufstehen, da es auf der Arbeit eine Präsentation zum Thema »Hochmotiviert und ausgeschlafen zur Arbeit erscheinen« gibt.

Es brach die Couch-Ära an. Aus Tagen wurden Nächte und diese verbrachte ich meistens auf dem Sofa. Die negativen Gedanken, wie die Angst, bald nicht mehr da zu sein oder nie wieder Freude zu spüren, wurden lauter und drohten mich zu übermannen. Hinzu kamen körperliche Beschwerden wie stetige Magenschmerzen, Schwindel und Brustwehwehchen. Dieses Gesamtpaket sorgte dafür, dass mein Körper und mein Hirn runterfahren wollten. Ich war komplett antriebslos und sah keinerlei Hoffnung oder Ausweg aus der Situation. Ich packte mir eine Wärmflasche auf den Bauch, um ein Gefühl von Sicherheit zu bekommen. Das gelang jedoch nie wirklich. Trotzdem gab mir das Duo Couch mit Wärmflasche eine Beständigkeit, auf die ich zurückgreifen konnte. Um mich weitgehend abzulenken, schaute ich meine Lieblingslustigserien, darunter Pastewka, und spielte monotone Handyspiele. Sobald ich mich mit ernsteren Inhalten konfrontiert sah, wurde mein Angstzustand schlimmer. Krankheiten, Unglücke oder der Tod. All das sorgte für wachsende Unruhe und eine existenzielle Krise. Was wäre, wenn ich auf einmal so eine Krankheit hätte? Wenn mir was zustoßen würde? Wenn ich meine Träume nicht verwirklichen könnte? Und so weiter. Das Muster sollte mittlerweile erkennbar sein. Stellen Sie sich einfach Fragen vor, die Sie an sich und Ihren Fähigkeiten zweifeln lassen und addieren Sie die Angst, an etwas Fatalem erkrankt zu sein. Oder subtrahieren Sie einfach Ihre rationale Seite.

Ich vermutete, eine Midlife-Crisis zu haben. Oder besser Quarter-Life-Crisis. Oder Near-Death-Crisis, wenn man bedenkt, wie meine Gedanken um die lebensbedrohlichen Gefahren kreisten. Leider sorgte dieser Impuls nicht für erhofften Antrieb, endlich mal etwas auf die Beine zu stellen, sondern ließ mich immer weiter den Brunnen hinabfallen. Wobei ich inzwischen unten hätte angekommen sein müssen. Ansonsten wäre der Brunnen viel zu tief gewesen und der Aufprall hätte mich töten müssen. Also sagen wir, für eine bessere Visualisierung, dass der Brunnen ordentlich tief war und ich mir beim Aufprall beide Beine gebrochen habe. Dadurch konnte ich nicht aufstehen und wieder hochklettern, sondern musste dort regungslos liegenbleiben und auf Hilfe warten. Doch Hilfe kommt nur, wenn nach ihr geschrien wird. Und mit Handy auf dem Sofa, Pastewka im Fernsehen und ohne Antrieb oder Willen, irgendetwas zu tun, wird da nichts draus.

Der fehlende Antrieb beziehungsweise die nicht mehr vorhandene Willensstärke, rührte schlichtweg vom schwarzen Männchen her. Das saß jetzt einfach auf mir und sang den lieben langen Tag Hiobsbotschaften. Und wenn ich dann doch mal versuchte aufzustehen, machte es sich schwerer und schaute mir tief in die Augen: »Wieso willst du denn aufstehen? Du willst um Hilfe bitten? Wen denn? Deine Frau? Nein, das kannst du ihr nicht antun. Wenn sie fragt, sagst du ihr einfach, dass es dir nicht so gut geht. Dann schickt sie dich zum Arzt? Dann geh doch hin. Sag ihm doch, was dir fehlt. Sprich von deinen Schmerzen. Der nimmt dich eh nicht ernst. Das weißt du doch. Erinnere dich mal, als du letztes Jahr wegen deines tauben Arms da warst. Da meinte er auch, dass das bestimmt mit der Ernährung zu tun hat. Weißt du, was viel besser ist? Du nimmst dein Handy, sagst gar nichts, spielst diese komischen Spiele, bei denen man Geld zahlen muss und schaust weiter fern. Dann hörst du mich auch nicht mehr. Oder doch?«

Diese rhetorische Frage wollte ich mir keineswegs stellen, aber ich bekam das Gefühl, dass mein Hirn plötzlich einen Autopiloten hatte, den ich nicht abstellen konnte. Sobald negative Gedanken auftauchten, überrannten sie alles und blieben solange, bis ich es schaffte, mich ausreichend abzulenken.

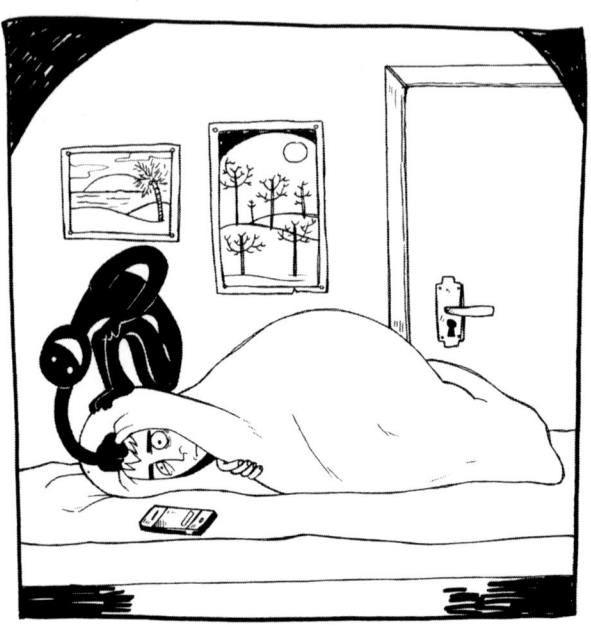

Das gelang sehr selten. Am seltensten, wenn ich nachts im Bett lag. Ich wollte wieder schlafen können. Ich wollte nicht mehr wachliegen und die Apokalypse meines eigenen Lebens vor meinen Augen sehen. Doch die Negativität überwog vollends und ich fing an, das Bett regelrecht zu verabscheuen. Der eine Ort, den ich immer am schönsten gefunden hatte. Und das nicht aus vergnügungsmäßigen Gründen, sondern einfach, weil ich, wie viele andere Menschen auch, sehr gerne schlafe. Ich freute mich stets darauf, abends ins Bett zu gehen, mit Tablet in der Hand, noch einen Comic zu lesen, ein bisschen Netflix zu schauen und dann langsam, aber sicher ins Reich der Träume zu entgleiten. Am besten mit frischgewaschenem Bettzeug, damit es so schön angenehm riecht und kuschelig ist. Doch Schlaf entzog sich mir. Unterdessen wurde mir immer bewusster, womit ich es zu tun hatte: einer Depression. Erst wollte ich es nicht wahrhaben. Aber die Zeichen wurden immer offensichtlicher.

Eine meiner einzigen richtigen Ablenkungen war das Podcasten. Das Aufnehmen einer Radio-Show, die per Download im Internet zu jeder Zeit abrufbereit ist und von Tausenden Menschen gehört wird. Tatsächlich wusste ich im Vorfeld gar nicht, was Podcasts überhaupt sind. Ein damaliger Bekannter, Tim, den ich heutzutage zu meinen besten Freunden zähle, kam auf mich zu und fragte, ob ich Interesse hätte, über Videospiele zu quatschen. Das kollidierte zwar mit meiner abnehmenden mentalen Gesundheit, aber mein Interesse war geweckt. Mir war anfangs gar nicht bewusst, dass es nicht nur eine Ablenkung war, sondern sogar, behaupte ich zumindest, meiner Genesung half. Insbesondere, als wir wenig später ein drittes Mitglied und inzwischen ebenfalls engen Freund, Max, bekamen und das Konzept noch einmal komplett umkrempelten. Plötzlich waren wir drei Jungs auf einer Reise. Neue Möglichkeiten eröffneten sich, Freundschaften wurden geschlossen und ich bin bis heute unendlich dankbar, die Menschen dieses kleinen Kosmos zu kennen und ein Teil davon zu sein.

Tatsächlich war ich beim Umkrempeln nicht von Anfang an dabei. Als wir das erste Mal zu dritt aufnehmen wollten, habe ich kurzerhand abgesagt. Aber nicht wegen des kleinen schwarzen Männchens, sondern weil ich zum ersten Mal etwas unternehmen wollte. Inzwischen war es Dezember und die Zeit schien nur langsam zu vergehen. Ich hatte eine E-Mail erhalten, von einer

Selbsthilfegruppe, die sich in meinem Heimatort alle zwei Wochen traf. Der Gedanke an eine Selbsthilfegruppe, also an Menschen, die etwas Ähnliches wie ich durchmachten, war zum ersten Mal etwas, dass mich dazu brachte, aufzuhorchen. Ich dachte mir, dass dort eventuell andere den Brunnen hinabgefallen waren und ebenfalls ihre Beine gebrochen hatten. Vielleicht kannten sie ja einen Trick, wie die Heilung einsetzen könnte und das Hinausklettern, oder der zumindest das Aufstehen erleichterte.

Nach längerer Überlegung und dem Kampf gegen die eigene Ohnmacht, war meine Frau diejenige, die mich ermutige, zumindest mal vorbeizuschauen und mir ein Bild von so einer Gruppe zu machen. Gut, dass sie mich auch hinfuhr, denn obwohl ich leidenschaftlicher Autofahrer bin, hätte mir nicht einmal diese Tätigkeit Spaß bereitet.

Das ist das Tückische an einer Depression: Alte Hobbys, Leidenschaften oder Dinge, die man gerne unternahm, sind ohne Vorwarnung frei von Freude und Belohnung. Weder Videospiele noch das Sammeln meiner Figuren konnten mich in irgendeiner Form begeistern. Die Angst, dass das jetzt ewig so bleiben würde, stellte sich ein. Ich bekam diese fiese Idee, dass mir meine Freizeitbeschäftigungen nie wieder Freude bereiten werden. Dass ein Schalter in meinem Kopf umgelegt worden ist, der dafür sorgt, dass ich nichts mehr genießen kann, was mir einst Vergnügen bereitet hatte.

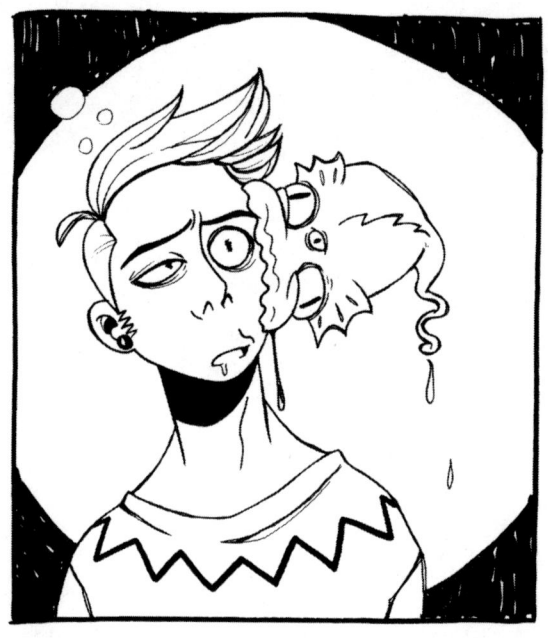

Und das ist das Schlimme an Ideen: Einmal gedacht oder gar ausgesprochen, setzen sie sich wie ein Parasit fest und lassen einen nicht mehr los. Zumindest bis das Gegenteil bewiesen wird. Das kann natürlich Schönes mit sich bringen, wenn die Idee nicht gerade davon handelt, dass man nie wieder Spaß im Leben haben könnte.

Bis zu diesem Punkt war ich noch nie Teil einer Selbsthilfegruppe gewesen und wusste nicht, was mich erwarten würde. Ich stellte mir vor, dass dort andere Menschen säßen, die ebenfalls unter einer Depression leiden und mir eine Anleitung schneidern, wie ich aus meiner wieder rauskomme. Dass dort aber alle genau denselben Gedanken haben, konnte ich in meiner Naivität nicht ahnen.

Getroffen wurde sich in einem kleinen Café, welches extra einen Raum für diese Art Treffen kostenlos bereitstellte. Meine Frau kam mit, da ich mich nicht mehr alleine raustraute. Die Welt schien mir zu viel. Überall waren Menschen, Gefahren oder nicht genug Möglichkeiten, hier und jetzt nach Hause zu können. Dieses Gefühl suchte mich ständig heim – ich wollte nach Hause. Auf die Couch. Mit Wärmflasche. Nur dort hatte ich das Empfinden von zweifelhafter Sicherheit. Tatsächlich funktionierte aber auch nur diese Kombination, um meinen Geist etwas beruhigen zu können, ohne dass meine Hiobsfantasien direkt auf »Party all night« drehten.

In der Gruppe saßen wir an einem sehr großen Tisch im Kreis. Wenn ich mich korrekt entsinne, waren es insgesamt acht Menschen mit mir. Darunter der Leiter, der dieses Projekt ins Leben gerufen hatte. Tatsächlich war es vom Aufbau her, wie man es sich durch Film und Fernsehen vorstellt. Wir sagten unseren Namen und wenn wir wollten, warum wir da waren. Doch ein wichtiges Merkmal unterschied sich von der Zelluloid-Welt. Niemand von uns sah aus wie Chris Evans. Und wir alle teilten den Ausdruck der Hilflosigkeit und des Aufgebens. Dass wir dort waren, um uns an den letzten Strohhalm zu klammern. Beim Umschauen bemerkte ich recht schnell, dass wir alle in einen Brunnen gefallen waren. Aber leider nicht zusammen, sondern jeder in seinen eigenen. Manche von uns so tief, dass sie wahrscheinlich nie wieder rauskommen würden. Einer, der offen und ehrlich sagte, warum er zum ersten Mal dort war: Um ein letztes Mal Hilfe zu suchen, da bisher nichts geholfen habe und er danach einfach im Brunnen bleiben und warten würde, bis das Wasser hoch genug ist, damit es endlich ein Ende hat.

Das mag düster und makaber klingen, aber entspricht leider der Realität. Seine Frau verstünde nicht, was ihm fehle. Ihm ginge es gut. Sie verdienten gut Geld und bald ging es schon auf die Rente zu. Er trug einen schicken Anzug, war also adrett gekleidet. Aber irgendwie war er doch nicht glücklich. Ich hatte das Gefühl, etwas sagen zu müssen. Ich fragte ihn, ob er eine Ahnung habe, woran das liegen könnte. Natürlich steckte ich in meiner eigenen Krise, aber in dem Moment hatte ich nur das Bedürfnis, ihm zu helfen. Er hatte so gefasst erzählt und dabei keine Miene verzogen, dass ich für einen kurzen Augenblick nicht mehr daran dachte, wie es mir ging.

Seine Antwort war, was wahrscheinlich wenig überrascht, dass er es nicht wisse. Aber woher auch? Ich wusste es ebenfalls nicht. Die anderen Menschen, die dort saßen, genauso wenig. Denn sonst wären wir ja nicht hier. Ich fragte ihn, wie er sich damit fühlt, dass ihn seine Frau anscheinend nicht ernst nimmt. Er wurde traurig. Er liebe sie, aber er habe das Gefühl, als würde sie ihn dafür hassen, dass es ihm so ginge. Einer der anderen Anwesenden, ein Herr im Rollstuhl, schaltete sich ein. Seine Frau könne ebenfalls nicht verstehen, was mit ihm los sei. Im Gegenteil. Sie sei jedes Mal sauer, wenn er sagt, dass ihm alles so hoffnungslos erscheint. Er soll sich mal anschauen, wie es anderen Menschen auf der Welt geht, erwidere sie dann. Was andere durchmachen würden. Dadurch würden die Schuldgefühle und der Hass auf sich selber nur größer. Nur weil er im Rollstuhl sitzt, hieße das nicht, dass es das Ende sei. Doch darum ging es ihm gar nicht. Er sitze schon lange im Rollstuhl. Klar, würde er gerne wieder laufen können. Aber damit hat er sich abgefunden. Irgendetwas anderes nagte an ihm. Eine Stimme in ihm drin, die ihm sagt, dass er wertlos sei und ihn niemand mehr braucht. Dieses Gefühl konnten wir verstehen. Wir alle wurden von Schuldgefühlen geplagt, dass es uns nicht gut geht und wir andere damit nerven. Dass wir nicht mit möchten, wenn unsere Partner oder Freunde am Wochenende sich amüsieren wollen. Dass wir aber auch nicht alleine zu Hause bleiben wollen. Doch reden möchten wir selten. Wir wollen nur nicht einsam sein. Manche haben keine andere Wahl, da sie niemanden haben.

Es wurde still. Bis ein recht alter Herr, der die ganze Zeit geschwiegen und nur zugehört hatte, anfing zu erzählen. Ich kann mich noch sehr gut an seine Geschichte erinnern. Ich habe damals wie ein kleiner Junge geweint, dem seine Ken-Puppe abgenommen wird, als er fertig war. Interessanterweise musterte er mich daraufhin nur und fragte, warum ich überhaupt hier sei. Bis heute weiß ich nicht, ob er sauer auf mich war, dass ich so auf das Erzählte reagierte, oder ob er dachte, ich hätte zu heucheln versucht. Nichtsdestotrotz hat es mich berührt. Er erinnerte sich an seine Frau. Sie war kürzlich verstorben. Nächstes Jahr hätten sie Goldene Hochzeit gefeiert. An diesem Punkt kamen mir schon die Tränen. Was mich selber mehr als überraschte. Ich war erschrocken. Selten, dass mir mal die Tränen kamen, und noch seltener bei Schicksalsschlägen. Aber ich konnte meine Emotionen nicht mehr kontrollieren und war kurz davor, auf dem Stuhl zusammenzubrechen – soweit das eben auf einem Stuhl geht. Sie hatten noch ein paar Dinge vorgehabt. Auch wenn sie beide schon auf die 80 zugingen. Aber Anfang des Jahres fiel sie urplötzlich um. Er rief einen Krankenwagen. Ein paar Tage später hatten sie das Ergebnis: Metastasierter Krebs. Da war wieder diese Bedrohung aus dem Nichts. Krebs. Ein Wort, was eigentlich für mich immer ein Krustentier beschrieben hatte, das Meerjungfrauen dazu anstachelt, hirnlose Prinzen zu küssen. Jetzt war es aber was anderes. Eine unsichtbare und lautlose Bedrohung, die anscheinend jeden treffen kann und einfach so Leben zerstört. Im Film Deadpool gibt es eine Stelle, die mir im Kopf geblieben ist. Protagonist Wade Wilson sagt:

>*The worst part about cancer isn't what it does to you, but what it does to everyone else in your life.*«

Ein paar Monate nach der Diagnose war sie tot. Und seitdem weiß der ältere Herr nicht mehr, was er machen soll. Ans Meer möchte er nicht. Eigentlich will er nur irgendwo rumsitzen, ohne nachdenken zu müssen. Zu Hause zu sein ist auch nicht mehr so seins. Das Haus ist schön, aber leer und dunkel. Seine Frau war seine Sonne und seine beste Freundin. Sie konnte ihn immer aufheitern, wenn es ihm nicht gut ging. Sie war immer da, wenn er sich schlecht fühlte oder es auf der Arbeit nicht so gut lief. Jetzt ist sie nicht mehr da. In diesem Moment bin ich innerlich abgebrochen. Wasser suppte mir in Bächen aus dem Kopf und ich fühlte seine unfassbare Traurigkeit.

Ich beantwortete seine Frage, warum ich hier sei. Er erwiderte, ob ich schon mal versucht hätte zu beten und Jesus um Vergebung zu bitten. Die Frage überrumpelte mich. Ich fasste mich, aber sagte nichts. Glücklicherweise war die Zeit sowieso abgelaufen, denn meine

Antwort wäre wahrscheinlich gewesen: »Hab's bei Odin versucht, der mich nur ausgelacht hat. Da wollte ich nicht noch eine göttliche Entität um Hilfe bitten.«

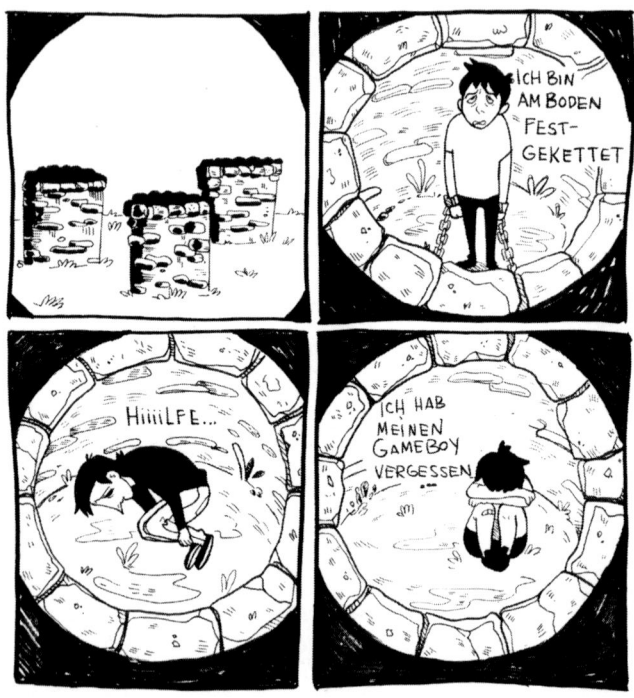

Das Gefühl in einen Brunnen gefallen zu sein, kennen viele Menschen mit einer Depression. Sie sind runtergefallen und haben erst mal keine Möglichkeit mehr nach oben zu kommen.

Können Sie mir helfen?

Nach der Selbsthilfegruppe kam eine neue Angst dazu. Was ist, wenn ich ebenfalls jahrzehntelang in Behandlung sein muss? Wenn ich meinen Alltag nur noch mit Medikamenten meistern kann? Die Frage, ob ich irgendwann keinen Ausweg mehr sehe, musste ich mir gar nicht stellen. Denn an dem Punkt war ich beinahe angekommen. Es wäre gelogen, wenn ich sagen würde, ich hätte in der Zeit nicht über Selbstmord nachgedacht. Tatsächlich bin ich mit Suizid mehr als einmal in Berührung gekommen. Auch aus eigener Erfahrung. Aber das ist schon lange her.

Doch soweit wollte ich es nicht kommen lassen. Zwar hatte ich keine Anleitung erhalten, wie ich meine Depression besiegen konnte, aber mir war klar, dass ich etwas unternehmen müssen würde, um nicht noch weniger Licht zu sehen.

Mein erster Gang führte mich jedoch nicht zum Psychotherapeuten oder zum Psychiater. Sondern zu meinem Hausarzt. Zumindest zu meinem damaligen Hausarzt, den ich glücklicherweise wenig später wechselte. Nach dem Gruppenbesuch fühlte ich mich zumindest imstande, nach Hilfe zu suchen. Mein Physikus schien mir da die richtige Adresse zu sein. Schließlich hatte ich Magenschmerzen, Kopfdrücken, Schwindelanfälle, Krämpfe, Muskelkater, Übelkeit und alles andere, was ich mit ernstzunehmenden Krankheiten in Verbindung brachte – wohlgemerkt durch Hörensagen und nicht durch tatsächliche Fakten

Die Reise zum Doc hatte ich bisher gemieden. Neben meiner Sorge, dass er mich nicht ernstnehmen würde, kreisten weitere W-Fragen durch meinen angeknacksten Schädel: Was wäre, wenn er etwas findet und es bald vorbei ist? Was ist, wenn ich eine unheilbare Krankheit habe, die nur noch mehr Schmerzen hervorrufen wird? Den Trend haben Sie mittlerweile erkannt. Menschen, die unter einer Depression leiden, fragen sich allerhand Fragen, die oftmals nur auf eins hinauslaufen: Tod und Verderben. Dementsprechend werden Sie noch des Öfteren auf rhetorische Fragen stoßen.

Aber so ist das nun mal. Der Geist hat die Kontrolle verloren und am Steuer sitzt das kleine schwarze Männchen, welches sich vergnügt alle erdenklichen Horrorszenarien ausmalt. Man selbst kann nur zuschauen und keinen Einfluss drauf nehmen. Zumindest kommt es einem so vor. Mit einem »Das ist nur in deinem Kopf« oder »Dann denk doch an was anderes« ist es nicht getan. Wenn ich als Beifahrer im Auto sitze und der stockbesoffene Fahrer Vollgas fährt, kann ich nur hoffen, dass er nicht vor eine Laterne brettert.

Man ist nur noch Beifahrer in der Horror-Show, die im eigenen Kopf vor sich geht. Man entscheidet nicht mehr, wo es langgeht oder an was gerade gedacht wird, denn das übernimmt jetzt wer anders.

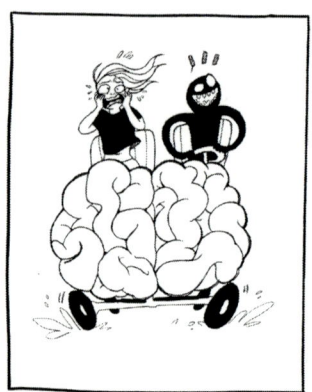

Beim Arzt angekommen, nahm ich mir vor, mich aufs Wesentliche zu konzentrieren. So zu tun, als sei alles semi-okay. Mit einem Lächeln auf den Lippen und selbstbewussten Blick setzte ich mich ins Behandlungszimmer. Auf die Frage, wo es denn drückte, versuchte ich genau zu beschreiben, was los war. Seine Reaktion war entsprechend ernüchternd: »Das hört sich nach nichts Genauem an. Haben Sie derzeit viel Stress auf der Arbeit?« Nein, natürlich nicht. Ich hatte seit Monaten nicht mehr gearbeitet. Kunden hatte ich keine mehr. Mein Tag bestand aus Couch und Pastewka in Dauerschleife. Aber das sagte ich nicht, denn ich wollte ernstgenommen werden. »Ach, war schon mal mehr los.« Sichtlich unbefriedigt von der Antwort, fragte er alle weiteren Klischees ab: »Wie läuft es in Ihrer Beziehung? Haben Sie oft Sex?« Auf diese Frage nickte ich einfach, obgleich es so nicht stimmte. Mein Sexualtrieb oder Libido, wie die coolen Kids sagen, war quasi nicht mehr vorhanden. Das belastete selbstverständlich auch meine Beziehung. Insbesondere, da Depression vorher kein Thema gewesen war und aus täglichem Matratzensport lustloses Anfassen auf wöchentlicher Basis geworden war. Also von meiner Seite aus. Damit hatte ich natürlich ordentlich zu kämpfen, da ich nicht wollte, dass meine Frau denkt, ich hätte weniger Interesse an ihr. Aber auch hier spielten die Schuldgefühle Jenga und zeigten keinerlei Neigung umzufallen.

Die Antworten meines Hausarztes entsprachen nicht meiner Vorstellung und ich erzählte ihm von einem Bekannten, der mit Mitte 20 leider an Magenkrebs verstorben war. Etwas, dass mich bis dahin nie sonderlich beschäftigt hatte, da ich ihn kaum gekannt hatte. Doch dieser nagende Gedanke »Wenn ihm das passiert ist, kann mir das auch passieren« wurde immer penetranter. Denn das ist schließlich eine Urangst, die wir Menschen in uns tragen: Wir kennen jemandem, dem etwas Schlimmes passiert ist, also besteht die Möglichkeit, dass es uns auch passieren wird.

Der Arzt erwiderte sehr trocken: »Shit happens«. Trotzdem sagte er, dass es kein Magenkrebs sein könne und empfahl er mir, eine andere Art Arzt aufzusuchen. Damals habe ich nicht gesehen, wie gut sein Tipp eigentlich war. Heutzutage bin ich ihm dankbar dafür. Mein Hausarzt ist er aber trotzdem nicht mehr, denn so gut sein Tipp gewesen ist, so schlecht fühlte ich mich dort aufgehoben. Das änderte sich zum Glück, als ich eine Praxis in meinem Wohnort ausfindig machte. Denn als ich dort meine Geschichte erzählte, wurde mir mit Verständnis begegnet und dem Hinweis, dass erst mal ein Ultraschall gemacht und geschaut werde. Sollte dort was gefunden werden, müssten weitere Tests gemacht werden. Doch Überraschung: Der Ultraschall ergab nur eins: Alle Organe sahen auf den ersten Blick gesund aus. Und auch das Blutbild, welches ich einige Tage später wiederbekam, bescheinigte mir durchweg positive Werte. Selbst die Leber war im überraschend positiven Bereich. Bei »Menschen in Ihrem Alter ist das meist nicht der Fall.« Lag aber schlichtweg daran, dass ich kein Alkohol trank.

Bis ich den Tipp meines ehemaligen Hausarztes beherzigte, verging aber noch etwas Zeit. Couch und Wärmflasche waren immer noch zu verlockend, um darauf zu verzichten.

Meine Arbeit vernachlässigte ich und sorgte damit für eine vorzeitige Beendigung meiner Selbstständigkeit. Aus einem festen Kundenstamm und stetigem Geldeingang waren verärgerte Klienten geworden, die sich abwendeten, und das Aufbrauchen der Reserven auf dem Sparkonto. Zu allem Überfluss gab es noch internen Streit, da mein Mikrofon bei den Podcast-Aufnahmen unzuverlässig war und ich dringend ein Neues brauchte. Doch mit ausgereiztem Dispo, einem stets größer werdenden Schuldenberg und dem Gefühl, nur noch ein Klotz am Bein meiner Frau zu sein, konnte ich eine Neuanschaffung nicht rechtfertigen. Meine beiden Kollegen sahen das anders und redeten mir ins Gewissen. Rückblickend natürlich zu Recht, denn wir wollten schließlich ein professionelles Produkt bieten, das bei den Hörern Lust auf mehr machte. Leider reagieren Menschen mit einer Depression nicht immer rational auf Konfrontation und Kritik. Die Welt hatte sich sowieso gegen mich verschworen, so empfand ich es zumindest, und diese Podcast-Aufnahmen waren das Letzte, was mich zumindest etwas ablenken konnte und auf das ich mich freute. Die berechtigte Kritik machte die Freude jedoch zunichte. Ich dachte nur noch, dass es besser wäre, auszusteigen. Die beiden schienen mich nicht mehr dabei haben zu wollen. Dass es dabei um nichts Persönliches ging, konnte ich dank des schwarzen Männchens nicht verstehen.

Es war nicht mal mehr Geld für Lebensmittel da. Dafür hatte meine Lethargie gesorgt. Und jetzt sollte ich zu allem Überfluss Kohle investieren, die ich nicht hatte. Ich kaufte ein neues Mikrofon, das aber bereits defekt ankam. Der Verkäufer wollte davon nichts wissen und obwohl es eine vergleichsweise kleine Investition war, habe ich mich unfassbar dafür gehasst. 50€ in den Wind, die ich durch den Verkauf einer meiner Figuren bekommen hatte. Doch das traute ich mich keinem zu sagen. Meiner Frau nicht, die sowieso schon doppelt so viel wie vorher arbeiten ging, damit wir über die Runden kamen. Und auch nicht meinen Kollegen, die, so war mein Eindruck, einfach nicht verstanden, warum ich mir nicht noch eins kaufen konnte. Glücklicherweise lieh mir meine Schwester ihr Mikrofon, welches sie hauptsächlich für Gesangsaufnahmen nutzte. Damit war das Thema dann endlich gegessen und ich konnte weiter podcasten.

Diese Begebenheit soll ausdrücken, dass Menschen, deren Alltag aus Hoffnungslosigkeit besteht, eine Diskussion ganz anders wahrnehmen als andere Personen. Zu der Zeit wussten meine beiden Mitstreiter zudem nicht, dass ich unter einer mentalen Krankheit litt. Ich hätte mir mehr Geduld von den anderen in dieser Situation gewünscht. Denn Ruhe und Toleranz sind die wichtigsten Eigenschaften, mit denen man einer Person mit Depression entgegnen sollte – ohne sie dabei grundsätzlich anders zu behandeln. Ich verstehe, dass sich dies wie ein anstrengender Drahtseil-Akt anhört, der ohne Netz auskommt und bei dem am Boden eifrige Zeugen Jehovas ausharrten, die darauf warten, einen mit dem Wachturm zu erschlagen.

Dieses leidige Geldthema zog mich immer weiter runter. Mir wurde schlecht, wenn ich drüber nachdachte, und auch meine Kindheit, die davon geprägt war, dass meine Eltern einmal die Woche sagten »Wir haben zu hohe Schulden und dafür kein Geld«, belastete mich in der Hinsicht.

Spazierengehen half eigentlich immer ein bisschen, um auf etwas andere Gedanken zu kommen. Zwar lag ich die meisten Tage nur zu Hause rum, aber wenn meine Frau nicht da war, musste meine Husky-Hündin Freya trotzdem vor die Tür. Dick eingepackt, um dieses Gefühl der Sicherheit mit nach draußen zu nehmen und mit sehr lauter Musik auf den Ohren, zog ich los. Die Magenschmerzen waren unerträglich und auch mein Kopf wollte nicht so recht. Nach ein paar Minuten wurde mir so schwindelig, dass ich das Gefühl hatte, gleich umzukippen. Hilflos und voller Angst, rief ich meine Frau auf der Arbeit an und bat sie nach Hause zu kommen. Dem Ruf folgend und missachtend, was ihr Chef davon hielt, kam sie wieder.

Ich war überzeugt, dass mir ein Tennisball im Kopf wächst, wahrscheinlich von den Handystrahlen. Oder weil ich die Musik immer so laut habe, wenn ich über Kopfhörer höre. Wenn Sie diese Zeilen lesen und lachen mussten, haben Sie alles richtiggemacht. Irrationale Ängste, die man versucht mit irrationalen Erklärungen zu rationalisieren, sind so uncool, wie sie sich anhören und sollten niemals ernstgenommen werden – Menschen, die sie haben, aber schon. Bitte nicht verwechseln. Und da ich mittlerweile nur noch Beifahrer in meiner eigenen Murmel war, bestätigte mir der Fahrer meine These. Was anderes konnte es gar nicht sein. Schwindel, Kopfschmerzen, Übelkeit … das musste alles auf einen Tumor hindeuten. Wahrscheinlich sogar einer, der schon so groß war, dass er irgendwo gegen drückte, denn ansonsten wäre mir ja nicht schwindelig gewesen.

Wohlüberlegt und so gefasst wie möglich, legte ich die These meiner Frau dar: »ICH WERDE STERBEN!«. Gut, wahrscheinlich hätte ich ein wenig an meiner Aussage feilen können, aber glücklicherweise verstand sie mich.

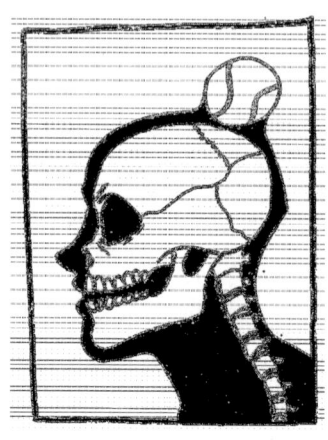

Sie belächelte mich nicht und zeigte Verständnis, obwohl ihr selbst noch nicht so ganz klar war, was passierte. Sie nahm mich in den Arm und sagte mir, dass sie für
mich da sei, so wie ich immer für sie da war. Für einen
kurzen Moment fühlte sich die Welt wieder leichter an.
Ich war für einen Augenblick nicht mehr in meinem
Körper gefangen. Sie schlug vor, beim Neurologen anzurufen, denn der kenne sich mit Kopfsachen aus. Widerwillig und verängstigt, aber auch neugierig, was dieser
sagen würde, stimmte ich zu.

Der Termin ließ leider auf sich warten, was nur zu
meiner Unruhe und Nervosität beitrug. Die ohnehin
schon arschlangen Tage auf der Couch fühlten sich
noch ausufernder an. Ich wollte nur noch zu diesem
Termin. Es kam mir wie ein kleiner Hoffnungsschim-
mer vor. Denn wenn der Arzt mir sagen konnte, dass
alles gut war, dann wäre wieder alles im Lot, oder? In
meinem Kopf schmiedete ich bereits Pläne, wie es danach weitergehen würde. Endlich keine Angst mehr,
endlich keine negativen Gedanken mehr. »Na ja, aber

was wäre, wenn er doch was findet?«. Wie bestellt, wusste mein schwarzes Männchen, was es sagen musste, damit ich wieder in Sorge ausbrach.

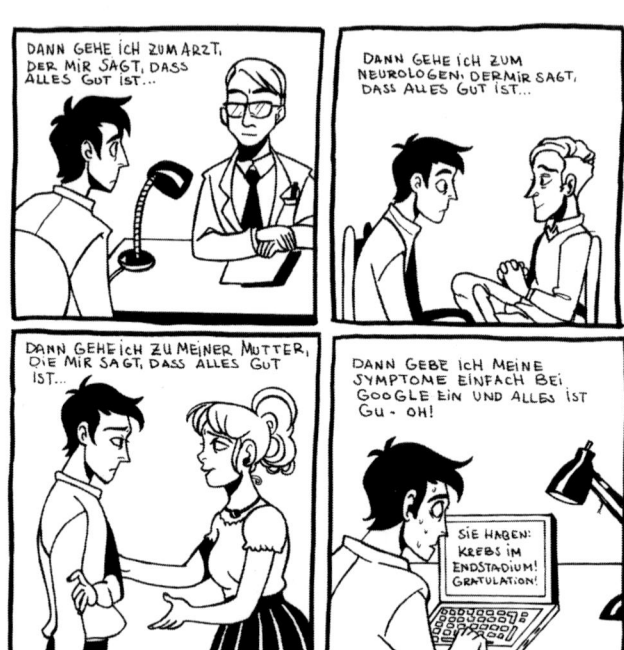

Wie ich später erfuhr, ist dies ganz normal und Teil einer Depression. Das Klammern an den Strohhalm und das Schmieden der Pläne. Es ist eine Art letztes Licht, welches alles wieder verändern soll.

Ich möchte mein Leben zurück

Ein bestimmter Gedanke, oder eher ein ganz bestimmter Wunsch, kristallisierte sich in den seltenen Momenten des Hoffens und Pläneschmieden immer wieder heraus: Das Verlangen nach der Rückkehr zum alten Ich.

Das für mich schlimmste Symptom meiner Depression war dieses Greifen nach meiner alten Persönlichkeit. Nach meinem alten Leben. Die Illusion des eigenen Ichs war zerstört. Andere konnte es vielleicht nicht sehen, aber ich spürte es. Was sich wahrscheinlich komisch und für manche unbegreiflich anhört. Denn eigentlich war ich doch immer noch »in meinem alten Leben«. Ich war nicht umgezogen, meine Beziehungen hatten sich nicht verändert, nur auf dem Konto herrschte Leere und der Dispo war überzogen. Aber es war ja nicht so, als wäre das was Neues gewesen. Nichtsdestotrotz stand ich neben mir. War ein Schatten meiner selbst. Was nicht zuletzt an den negativen Gedanken lag, die einfach nicht aufhören wollten. Das Warten auf den ersten Arzttermin inklusive Untersuchung versprach kurzzeitige Erlösung aus diesem inneren Gefängnis.

Träume, Wünsche und alles andere, was man denn so möchte, weicht komplett dem Wunsch des »Ganz-Seins«. Stellen wir uns eine Vase vor, deren innigster Wunsch es ist, richtig schön mit Blumen vollgestopft zu werden. Dann riecht sie gut, sieht schön aus und der Betrachter erfreut sich an ihr. Doch wenn die Vase runterfällt und zerbricht, möchte sie wieder ganz sein. Und je nachdem, in wie viele Teile sie zersplittert, dauert es eben seine Zeit, bis sie wieder geflickt ist. Manchmal Jahre. Und selbst wenn sie dann wieder zusammengekleistert wurde, kann es gut sein, dass ein kleines Stückchen fehlt. Die Klebespuren scheinen ebenfalls stets sichtbar zu bleiben. Aber damit kann die Vase irgendwann leben.

Die ganzen Wünsche nach Wohlstand, Haus, Frau, zwei Kindern und einer Garage mit einem Lamborghini verschwinden in der Nichtigkeit. Natürlich geht das Hand in Hand mit dem fehlenden Spaß, den man an seinen Hobbys und anderen Unterfangen hatte. Aber es ist ein sehr befremdliches Gefühl, wenn man nicht mehr dem Traum des Bühnenkünstlers nacheifert, sondern einfach nur sein altes Leben wiederhaben will. Ganz egal, ob es voller Geld und tollem Kram ist. Hauptsache die Vase ist wieder ganz.

Damals wusste ich es noch nicht, aber mein altes Leben würde ich nie wieder zurückbekommen. Was jedoch verrückterweise etwas Gutes war. Doch darauf komme ich später im Buch noch mal zurück. Es ist ganz normal und verständlich, wenn man sein altes Leben wiederhaben möchte. Dass der Wunsch nach diesem Ganz-Sein existiert und einen nicht so leicht loslässt. Jedoch kommt irgendwann der Punkt, an dem man es nicht nur akzeptiert, sondern im Gegenteil sogar merkt, dass man gar nicht mehr so kaputt ist, wie man angenommen hat. Man findet neue Wege und Möglichkeiten, seine Vase zu reparieren und nimmt dies mit in die Zukunft.

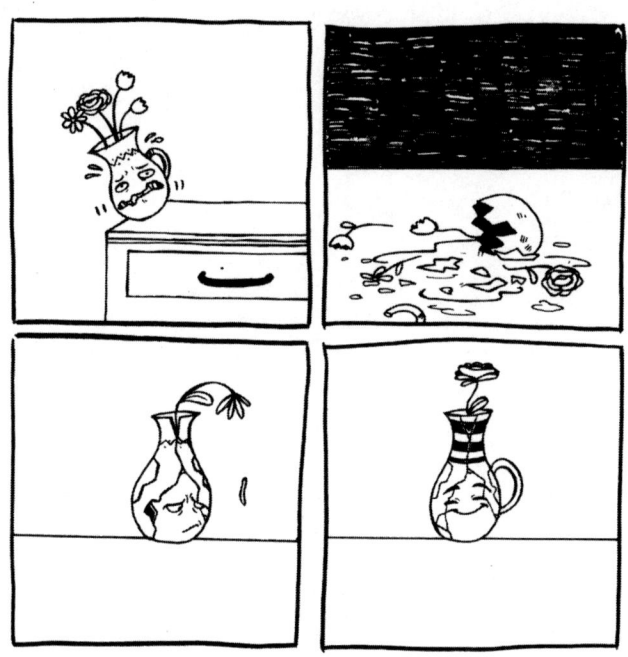

Und dann habe ich Gott gefunden

Nee, nur ein Späßchen.

Neurologe, Neurolüge

Der Termin-Tag war endlich da, ich hatte während der Nacht kaum geschlafen. Aber das war gar nicht so schlimm wie das unerträgliche Ausharren im Wartezimmer. Nicht wegen der ganzen anderen kranken Menschen, sondern weil es sich so unendlich anfühlte. Wahrscheinlich waren es letztendlich keine Stunden. Aber so nahm ich es wahr. Welcher Gedanke sich jedoch ebenfalls zum ersten Mal auftat, war eine kleine Überraschung: Zweifel. Ich fragte mich, warum ich hier war. Warum ich dachte, dass ich einen Tumor hatte. Zum ersten Mal, zumindest seit ich diese vernichtende Idee im Kopf hatte, zweifelte ich an ihr. Ich wollte einfach nicht wahrhaben, dass etwas nicht stimmte und deswegen begegnete ich dem Ganzen mit Ignoranz. Aber vielleicht war es auch ein klitzekleiner Versuch meines Unterbewusstseins, mir aktiv zu verdeutlichen, dass mein Problem zwar im Kopf war, ich dafür aber keinen Neurologen benötigte. Eventuell war es sogar ein größerer Versuch, mir dies zu verdeutlichen, und es hämmerte gerade vehement gegen die rationale Seite meines Hirns.

Nichtsdestotrotz war ich jetzt da und wollte nicht weg. Denn mein Plan stand noch: Wenn der Neurologe mir sagte, dass alles gut werden würde, dann konnte ich endlich wieder mit meinem alten Leben weitermachen. Keine Wochen mehr auf der Couch mit Wärmflasche verbringen und das fünfzigste Handyspiel ausprobieren, in das ich immer wieder mal Geld reinsteckte, ohne dass es jemand mitbekam. Ich hätte wieder meinen Kundenstamm aufbauen können, meine Selbstständigkeit zurückzugewinnen und ganz der Alte sein. Dass das alles mehr Unsinn als Sinn ergab, war mir zu der Zeit wahrscheinlich schon bewusst. Aber ich hatte kein anderes Ziel mehr vor Augen. Ich betrauerte mich selber. Mein altes Ich. Sehr paradox, da ich noch da war, aber nur als schlechtes Abziehbild. Vielleicht vergleichbar mit Menschen, die gerade aus einer langjährigen Beziehung kommen. Ihr Partner hat sich von ihnen getrennt und sie wünschen sich eigentlich nichts sehnlicher, als wieder dieses alte Gefühl zu erlangen.

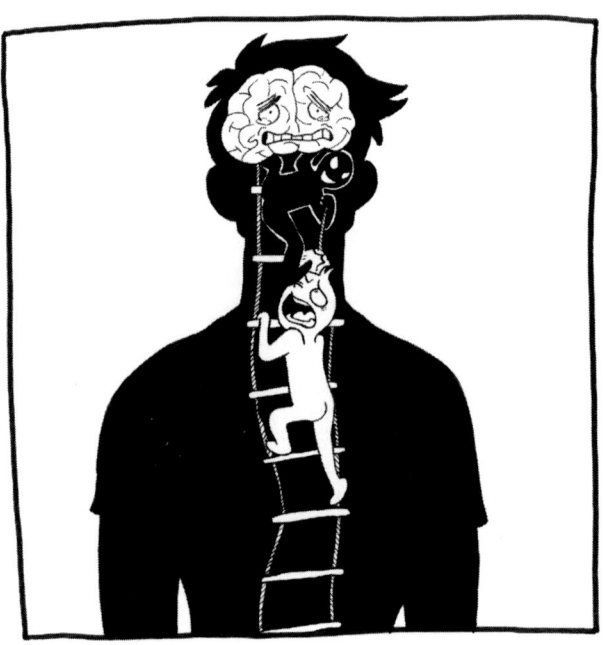

Als ich endlich dran war, wusste ich gar nicht, was ich dem Arzt wirklich sagen sollte. Glücklicherweise war ich an einen sehr netten Herrn geraten, der sich nicht nur mit der physischen Beschaffenheit, sondern auch mit dem psychischen Wesen des Hirns auskannte. Ich versuchte, wie immer, cool zu bleiben. Doch das gelang mir dieses Mal nicht – meine Angst vor dem Tennisball war zu groß und beherrschte mich. Meine Stimme zitterte hörbar, ich war nicht selbstbewusst und der Horror stand mir vermutlich im Gesicht geschrieben. Ich erzählte ihm von den Schwindelanfällen, den Kopfschmerzen und dem Druck, den ich manchmal spürte. Er fragte nach weiteren Symptomen, worauf ich ihm von den lähmenden Magenschmerzen und Krämpfen erzählte. Er lächelte. Aber nicht gehässig oder hämisch. Erst recht nicht, als würde er mich nicht ernstnehmen. Vielmehr war es ein warmes und beruhigendes Lächeln. Er nahm meine Hand und fing an, sie zu streicheln.

Nein, natürlich nicht. Das hier ist ja kein blöder Schnulzenroman. Aber er lächelte und versicherte mir, dass alles gut war. Seine Reaktion überraschte mich. Er hatte mich weder untersucht, noch weiter nachgehakt, was los war. Aber er stellte mir eine Frage. Eine sehr gute Frage. Eine richtige Frage. Eine Frage, die dafür sorgte, dass die Zweifel, die ich ganz tief verborgen in meinem Hinterkopf hatte, ein bisschen größer wurden: »Hatten Sie dieses Jahr ein Schicksalsschlag?« Einen Schicksalsschlag. Ein spannender Begriff, der eigentlich nichts aussagt. Das Schicksal, also eine höhere Macht, hat nicht viel damit zu tun. Ich bejahte seine Frage. Selbstredend wollte er daraufhin ein paar Details wissen. Erkundigte sich außerdem nach Stress und anderen negativen Faktoren in meinem Leben. Am Ende bot er mir Folgendes an: »Ich werde Ihnen eine MRT-Untersuchung verschreiben, damit Sie beruhigt sind. Sie haben keinen Tumor und auch sonst machen Sie nicht den Eindruck, körperlich erkrankt zu sein. Stattdessen sollte sich ein Facharzt mal Ihre Seele anschauen.«

Klingt krass esoterisch, war aber der erneute Impuls, den ich benötigte, um endlich nach Psychotherapeuten und Psychiatern zu schauen. Denn ich wollte und konnte so nicht mehr weiterleben.

Die Kopftomographie nahm ich trotzdem mit. Glücklicherweise bekam ich recht schnell einen der begehrten Termine, die sonst Monate auf sich warten lassen. Zwei Wochen später kam ich in die Röhre. Eine sehr unangenehme Erfahrung, insbesondere wenn man sowieso nicht auf enge Räume und laute Geräusche steht. Hier bekam man beides zum Preis von einem – wie in der örtlichen Kellerdisco. Dazu die Warnung: Einmal abgebrochen, können wir nicht wieder anfangen. Der Scan erbrachte das vom Doktor angekündigte Resultat: Physisch ist alles okay. Also war es an der Zeit, einen Seelenklempner aufzusuchen.

Wer sich schon einmal Hilfe bei einem Psychotherapeuten, Psychiater oder anderen Leuten, die ein Diplom an der Wand hängen haben, das ihre Fähigkeit, sich die Probleme anderer anzuhören und im Takt mitzunicken, bescheinigt, gesucht hat, weiß, was für ein langwieriger und kräftezerrender Prozess das sein kann. In etwa so nervig, wie das Lesen langer verschachtelter Sätze. Das wird dann garniert mit der eigenen Kraftlosigkeit und einem schwarzen Männchen, welches die ganze Zeit um einen rumtanzt und »Aufgeben« singt.

Der Neurologe hatten mir den Tipp gegeben, nach Seelenschraubern zu suchen, deren Fachgebiet, die »Angst vor Krankheiten« sei. Und hier fing schon das erste Problemchen an: Ich hatte keine Angst vor Krankheiten. Da war ich mir zumindest sicher. Irgendwie auch Schwachsinn. Wieso sollte ich wegen einer

Furcht vor Gebrechen plötzlich Magenschmerzen haben? Gut, die Kopfschmerzen und der Schwindel waren nach dem MRT fast weg, aber an meinem Kopf war ja nichts. Also konnten da auch keine Schmerzen sein. Aber irgendetwas war ja, und zwei Ärzte hatten bisher nichts finden können. Wobei einer davon mein alter Hausarzt war, der sich eh kaum Mühe gegeben hat. Wahrscheinlich sollte ich mir mal einen neuen Hausarzt suchen. Einer, der mich ernstnimmt.

Glücklicherweise schaltete sich meine Frau ein. Sie erinnerte mich noch einmal, was beide Ärzte gesagt hatten. Dass mein Unwohlsein psychischer Natur sei und ein Therapeut schauen könnte, ob dem wirklich so war. Ansonsten konnte man immer noch zu anderen Ärzten gehen. »Aber was ist, wenn es dann zu spät ist? Wenn ich zum Psychiater gehe und dadurch meine körperliche Gesundheit über den Jordan geht, weil alle dachten, es sei nur in meinem Kopf?«.

Alle einsteigen, die Achterbahn der Irrationalitäten geht weiter! Auf einmal war ich an einem Punkt, an dem das Aussteigen auch nicht mehr möglich war. Denn trotz des kurzen Aufschimmerns in Form von Hilfe eines Psychotherapeuten, machte sich aus heiterem Himmel die Angst breit, dass dies nur von dem »richtigen Problem« ablenken würde. Und die neue Angst war natürlich ein gefundenes Fressen für meinen schwarzen Kameraden. Mein schwarzer Schatten, der einfach über mir waberte und sich dann einschaltete, wenn ich es am wenigsten gebrauchen konnte. Wie das Finanzamt.

Das schwarze Männchen feierte ein regelrechtes Fest mit dieser Vorstellung. Ich konnte keinen klaren Gedanken mehr fassen und die Suche nach psychologischer Hilfe stellte ich umgehend wieder ein. Viel eher wollte ich noch einmal den Gang zum Hausarzt wagen. Bis heute bin ich dankbar dafür, dass meine Frau an dieser Stelle intervenierte. Unendlich dankbar. Denn sie griff zum Telefon und fing an für mich anzurufen. Im Ort, im Umkreis und auch etwas weiter weg. Denn leider sind viele Therapeuten über Jahre hinweg ausgebucht und nehmen keine neuen Patienten mehr an. Ein Problem, das leider immer größer wird. Zum Glück bekam sie aber ein paar Tage später Rückrufe von direkt zwei Praxen, die noch Patienten aufnahmen. Eine davon direkt im unseren Wohnort und die andere eine Stadt weiter. Einziges Problem: Die Praxis in unserem Wohnort hatte erst in ein paar Monaten einen Termin für ein Kennenlerngespräch. Und erst dann würde entschieden werden, ob ich einen festen Therapieplatz bekam. Und auch erst dann würde sich klären, wann die Behandlung anfängt. Das konnte wiederum ein paar Monate dauern. Der Herr einen Ort weiter konnte aber sofort einen Platz anbieten, wenn es denn passte.

Etwas eingeschüchtert und unsicher, was mich erwarten würde, stimmte ich zu, es bei der Praxis in der Nachbarstadt zu probieren. Vielleicht konnte mir der studierte Geisteseinrenker sagen, was in mir drin falsch lief. Und falls nicht, konnte ich immer wieder zurück auf die Couch, mit Wärmflasche auf den Bauch.

Der erste Termin war bereits ein paar Wochen später. Meine Frau nahm sich erneut frei und begleitete mich. Sie fuhr mich hin und wartete, damit ich nicht alleine sein musste. Im Behandlungszimmer angekommen, setzte ich mich in einen eher dunklen Raum. Die Gardinen an den Scheiben waren zu, damit keiner reinschauen konnte, und die Lichter gedimmt, um für eine angenehmere Atmosphäre zu sorgen. Keine Ahnung, welcher Inneneinrichter dem Herrn gesagt hatte, dass gedimmte Lichter und abgedunkelte Scheiben für Behaglichkeit sorgten, aber eventuell hätte er sich seine Tipps nicht bei Graf Dracula besorgen sollen.

Die Sitzung lief sehr kurios ab. Ich fühlte mich wie bei einer Art Verhör. Vor mir ein forscher, empathieloser Kerl, der mich zur Rede stellen wollte.

»Wieso schicken sie Ihre Frau vor? Können Sie nicht selber anrufen?«. Von der Frage unangenehm berührt, antwortete ich ihm zwar ehrlich, sagte aber, dass ich nicht sicher sei, ob ich einen Therapeuten benötigte. Er erwiderte trocken, dass das öfters vorkomme. Denn die Frauen schickten dann ihre Männer, damit die sich mal mehr öffnen und Gefühle zeigen würden. Für einen kurzen Moment hatte ich den Gedanken, dass gleich irgendwo wer hervorspringt und »Winken Sie mal in die Kamera« sagt. Traf leider nicht ein. Dafür hagelte es weiter unangenehme Fragen, ob meine Frau eine dieser Feministinnen sei und wolle, dass sich Männer mehr mit ihrer Weiblichkeit verbunden fühlen. Irgendwann kamen wir dann endlich zu dem Teil, an dem es um mich ging und was mich denn störte. Da ich eigentlich nur noch raus wollte, versuchte ich alles etwas runterzuspielen. Doch sein Fazit war: »Sie müssen definitiv behandelt werden, kommen Sie nächste Woche um diese Zeit wieder.«

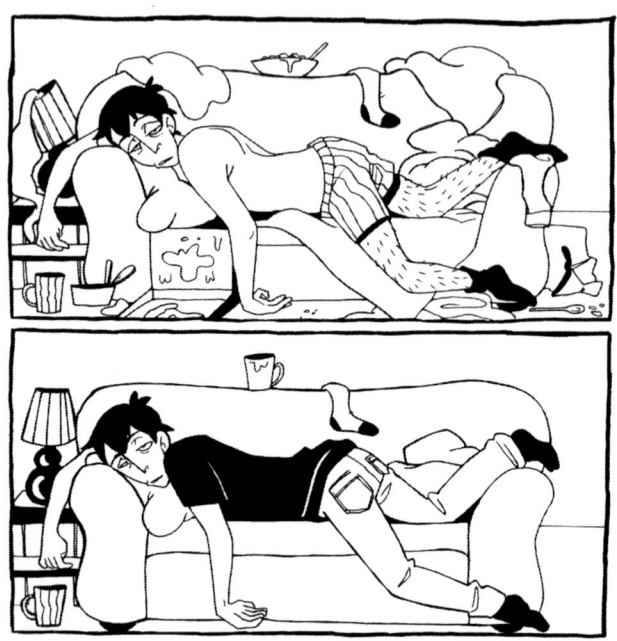

Menschen mit einer Depression unternehmen teilweise Hürdenläufe, um alltägliche Aufgaben zu meistern. Partner oder Freunde können helfen, indem sie Hilfe anbieten und weder Schuldgefühle einreden, noch so tun, als wären sie der Heiland. Aber übernehmen Sie nicht alle Aufgaben, denn es ist wichtig, eine gewisse Selbstständigkeit zu behalten.

Die Schattenwelt

Nach der guten Nachricht des Neurologen war mein Kopf wieder schmerzbefreiter und die Schwindelattacken wurden seltener. Einzig der Bauch, insbesondere der Magen, schien immer mehr weh zu tun. Die Angst, die sich auf meinen Kopf fokussierte, war in die Magengegend gewandert. Die Fragen blieben dieselben, nur eben auf eine andere Körperstelle bezogen. Erschwerend kam hinzu, dass ich jemanden kannte, der so alt war wie ich, als er an Magenkrebs verstarb. Und da war es wieder, dieses Wort: Krebs. Aber warum war ich auf einmal so verängstigt von einem Wort? Sie denken jetzt wahrscheinlich, dass die Antwort auf der Hand liegt. Ich war schließlich dabei, als meine Oma im Sterben lag, als die Krankheit sie innerlich auffraß. Die Angst vor etwas, das man persönlich miterlebt hat, ist nichts Unnatürliches. Man muss es jedoch im Kontext und realistisch betrachten. Wer eine Depression hat, kann das schlichtweg nicht. Das passiert nicht aus Boshaftigkeit oder gewollter Ignoranz heraus, sondern weil die Welt schlagartig mit Scheuklappen betrachtet wird. Das liegt wahrscheinlich daran, dass ein bestimmter Stoff im Hirn zu wenig ausgeschüttet wird. Oder zu viel. Trotzdem ändert sich nichts an dem Fakt, dass es sehr schwer oder gar unmöglich ist, Realität von »Fiktion« zu unterscheiden. Ich habe Fiktion bewusst in Anführungszeichen gesetzt, da diese irrationale Angst trotzdem auf einer realen Basis fußt. Leider kann man nur nicht mehr vernünftig differenzieren oder die Umstände kritischer beäugen. Denn Fakt ist: Meine Oma war alt und stand oft unter Stress. Immerhin zwei Faktoren, die das Risiko einer Erkrankung erhöhen. Und zwei Faktoren, die in der Form nicht auf mich zutrafen. Blöderweise funktioniert dieses Denken nicht andersherum: »Mein Kumpel hat eine Weltreise gewonnen, ich warte seitdem jeden Tag darauf, dass ich ebenfalls eine gewinne!« Es sei denn natürlich, man liest Bücher, die einem das Geheimnis offenbaren, das verrät, wie man alles vom Universum geschenkt bekommt, ohne einen Finger zu rühren.

Leider kam hinzu, dass das schwarze Teufelchen mir ebenfalls diese Bestätigung »etwas stimmt nicht mit deinem Magen« ins Ohr flüsterte. Als wäre ich zwischen zwei Welten gefangen. Dem echten Leben und einer Schattenwelt. Zugegeben, dass Leben ist unfair und es passieren ständig Dinge, die den eigenen Plan durcheinanderbringen. Morgen könnte ich von einem Bus überfahren werden oder ein Kondom platzen und Vater werden.

Ich konnte nicht beeinflussen, wann ich in welcher Realität war. Meistens war es die Schattenwelt. Der Name klingt wie aus einem Fantasy-Roman, in dem der Held auf einer Welt unterwegs ist, die wie unsere zu sein scheint, aber von Dämonen übervölkert ist. Wahrscheinlich abenteuerlicher als es ist. Denn der Held in meiner Schattenwelt war ich. Ein gebrochener Kerl, der sich nicht bewegen konnte und dem die Dunkelheit von allen Seiten immer näherkam.

In seltenen Augenblicken konnte ich mich selbst überzeugen, dass ich knapp an der Realität vorbeischrappte. Wenn es ganz schlimm wurde, half es manchmal, einfach aufzuschreiben, was echt war und was nicht. Auf der linken Seite schrieb ich meine Ängste auf, auf der rechten, wie realistisch sie waren. Im Wesentlichen eine Trennung des Irrationalen vom Rationalen.

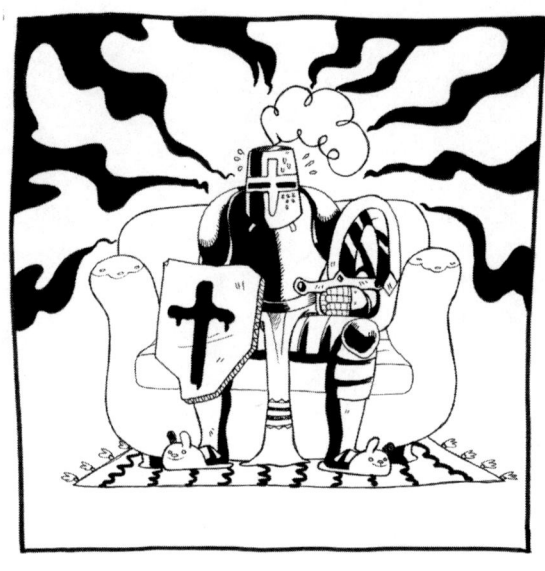

So konnte links stehen »Wenn ich ins Flugzeug steige, stürzt es ab«, während aber die rechte, die rationale Seite, mit »Fliegen ist das sicherste Fortbewegungsmittel« konterte. Oder links stand »Vom Küssen wird man schwanger«, während die rechte Seite entgegnete »Von Sex auch!«. Das half mir in kurzen Momenten ein bisschen ruhiger zu werden und meine Gedanken zu sortieren. Ein Zitat von Sherlock Holmes, dem Meisterdetektiv aus der Feder von Sir Arthur Conan Dolye, half ebenfalls: *Wenn Du das Unmögliche ausgeschlossen hast, dann ist das, was übrigbleibt, die Wahrheit, wie unwahrscheinlich sie auch ist.*

Das mag sich im ersten Moment wie Teufel-an-die-Wand-malen anhören, bestärkte mich aber in dem Glauben, dass ich einen an der Waffel und nicht am

Immunsystem hatte. Diese luziden Momente waren jedoch von kurzer Dauer. Denn woran sollte ich auf einmal erkrankt sein? Klar, so was konnte leider von heute auf morgen ohne Vorwarnung passieren. Aber ich war bereits bei diversen Ärzten gewesen und hatte einige Tests durchlaufen. Dazu waren die Kopfschmerzen und der Schwindel nach der MRT auch verschwunden. Sollte das nicht alles darauf hindeuten, dass die Ängste »nur in meinem Kopf« waren?

Doch so einfach ist es leider nicht und wird es nie sein. Denn die Schattenwelt ist in Schwarz und Weiß gehüllt. Keine Farbe, keine Alternativen. Nur schwarz oder weiß. Wenn plötzlich und erwartet Dämonen im eigenen Kopf hausen, die sich erschreckend vertraut anfühlen, und wenn erst die Irrationalität eingezogen ist, wird alles in Schatten gehüllt. Außer dringende Rechnungen. Die strahlen heller als zuvor.

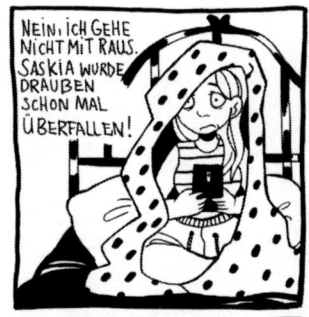

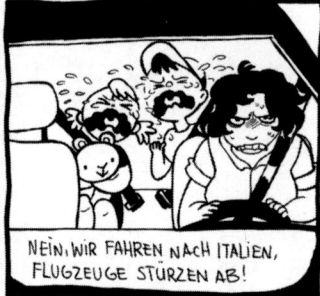

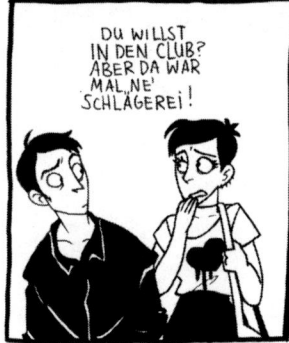

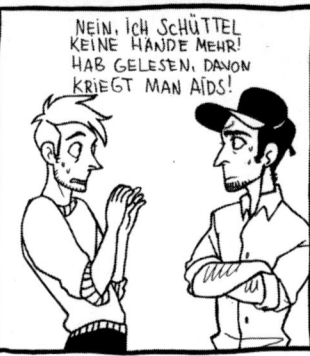

Für die Inquisition

Videospiele waren schon immer meine Liebe und Ledenschaft. Aber wie angesprochen, ging mir die Lust daran ganz verloren. Ich konnte mich nicht mal mehr aufraffen, Spiele zu spielen, auf die ich seit Monaten Vorfreude hatte. Einer dieser Titel war *Dragon Age: Inquisition*. Ende 2014 erschien das Spiel hierzulande und trotz Lustlosigkeit wagte ich einen Blick darauf. Vielleicht konnte es mich ja anfixen und mich wieder ein bisschen für das virtuelle Leben begeistern? Doch schon am Anfang merkte ich, dass ich mich weder auf die Geschichte noch auf wesentliche Elemente konzentrieren konnte.

Ein paar Monate später hatte ich wieder eine dieser Nächte, die zum Tag werden wollte. Meine Gedanken kreisten erneut um die schrecklichsten Bilder, die sich mein schwarzes Männchen ausdenken konnte, und ich wollte einfach nur Ablenkung. Meine Frau schlief, und geweckt habe ich sie äußerst selten. In extremsten Notsituationen, in denen ich eine Panikattacke hatte oder kurz davor war. Und selbst dann nicht immer. Ich war schon genug Ballast für sie, da musste sie nicht ebenfalls um ihren Schlaf gebracht werden. Ich stand auf und begab mich ins Wohnzimmer. Über meine Videospielkonsole wollte ich Netflix anmachen, um mich mit leichter Comedy-Kost abzulenken.

Als Erstes fiel mir aber *Dragon Age* auf. Ich erinnerte mich Monate zuvor reingeschaut zu haben, aber mich nicht auf das Spiel hatte konzentrieren können. Kurzentschlossen startete ich es erneut, begann von vorne und erstellte mir einen neuen Charakter. Julia, der Qunari. Eine Rasse, die irgendwie wie Menschen ist, aber Hörner hat. Meine Aufgabe war es, für das Imperium zu kämpfen. Oder dagegen. Eins von beidem. Auf meiner Reise rekrutierte ich Weggefährten, nahm lebenswichtige Aufgaben an und wurde zur Anführerin der Inquisition. Sofern mir die Wahl gelassen wird, spiele ich lieber weibliche Charaktere in Videospielen. Schwitzige Kerle mit Sixpacks, Stahlhintern und Machosprüchen werden oft genug serviert. Starke Frauen, die ohne Klischees auskommen dafür immer noch zu wenig.

Mein digitaler Charakter Julia hatte keine Depression. Sie konnte sich diesen Luxus nicht leisten. Stattdessen galt es, sich für den Krieg zu rüsten, die eigene Festung zu beschützen und das Volk zu besänftigen. Der Thron gehörte ihr, aber ihre Abenteuer waren noch nicht zu Ende.

Anstatt zu schlafen oder überhaupt ins Bett zu gehen, spielte ich ununterbrochen Dragon Age. Bis zu einem Punkt, an dem es mit der Müdigkeit nicht mehr auszuhalten war. Dann schlief ich ein paar Stunden und wiederholte den Prozess. Ich hatte wieder Spaß an einem Videospiel und konnte mich in einer anderen Welt verlieren, ohne dabei ständig von den eigenen Gedanken gequält zu werden.

Nach knapp zwei Wochen war ich fertig mit dem Titel. Ich hatte alles erkundet, ausprobiert und abgeschlossen. Wie geht es jetzt weiter? Was spiele ich als Nächstes? Erst mal nichts. Ich denke, das Zusammenspiel vieler Faktoren, wie die Geschichte und Präsentation, sorgten dafür, dass ich mich so in dem Spiel verlor und zeitweise nicht mehr von meiner Depression bestimmt war. Mein Avatar Julia war eine Version von mir, die keine mentale Krankheit hatte, da sie es sich nicht erlauben konnte. Sie musste alles geben, um ihre Welt vor dem Imperium zu beschützen. Oder zum Sieg zu bringen. Aber viel wichtiger war: Ich hatte etwas, das kurzzeitig eine überraschende therapeutische Wirkung auf mich hatte. Wahrscheinlich waren sogar die Schmerzen zurückgegangen, aber das weiß ich heute nicht mehr. Ich war dem Spiel auf jeden Fall dankbar, dass es mich in seine Welt holte und meine Sorgen beiseiteschob.

Wenig später probierte ich diesen Effekt mit einem Online-Rollenspiel zu wiederholen. Eine neue Erweiterung war kürzlich erschienen, jedoch konnte es nicht wirklich Ablenkung bringen. Das lag unter anderen daran, dass viele Spieler in ihren Namen Variationen von Tod hatten. Das reichte mir schon, um getriggert zu werden und keinerlei Konzentration mehr für das Spiel aufbringen zu können.

Wenn ich zurückdenke, finde ich es spannend darüber zu grübeln, welche Worte oder Geschehen einen Trigger in mir auslösten. Was versteht man als Trigger? Das Wort haben Sie bestimmt schon einmal gehört und es entweder nachgeschlagen, aus dem Kontext erschlossen oder es war Ihnen scheißegal. Sollte Letzteres zutreffen, gibt es hier meine Auffassung des Wortes: Als Trigger werden Wörter, Geschehen, Bilder, im Wesentlichen alle Informationen, die wir aufnehmen können, beschrieben, die eine negative Reaktion hervorrufen. Daher gibt es so genannte Trigger-Warnungen vor manchen Werken, um den Verbraucher darauf hinzuweisen, dass etwas passieren könnte, was bestimmte Menschen verunsichern oder sogar verängstigen könnte. Wobei das Wort Trigger mittlerweile auch derogativ genutzt wird: »Trigger-Warnung, der Typ an der Kasse hat mich gerade angemacht. Sehe ich aus wie eine, die mit einem Kassierer auf ein Date geht?«. Zugegeben, diese Konversation wird niemals irgendwo auf diesem Planeten stattgefunden haben, hoffe ich zumindest – aber sie vermittelt, was ich ausdrücken möchte. Wenn also eine braungebrannte Tusnelda mit Starbucks-Kaffee in der einen und Fluppe in der anderen Hand so was sagt, dann ist das keine Trigger-Warnung. Dann ist sie nur eine dumme Nuss.

Trigger können (leider) alles in unserem Alltag sein. Sei es ein Artikel in der Tageszeitung, ein Beitrag auf einer Social-Media-Plattform oder eine stinknormale Konversation mit Freunden. Bei mir ging es irgendwann so weit, dass ich mich aus vielen Plattformen zurückzog. Foren, die ich täglich besucht hatte, mied ich und vermeide ich bis heute. Um ehrlich zu sein, wäre es wahrscheinlich kein Problem mehr für mich, dort wieder aktiv zu sein. Aber mittlerweile weiß ich meine Zeit anders zu nutzen.

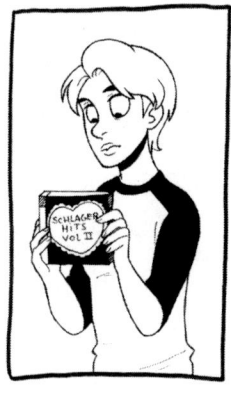 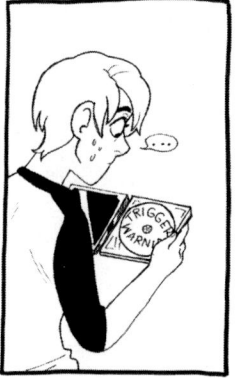

Mein Haupt-Trigger, und das wird jetzt niemanden überraschen, waren Nachrichten oder Gespräche über Krebs. Mit einem Mal las ich überall über die Krankheit. Mir fielen urplötzlich Abertausende Menschen ein, die ich kannte, welche daran erkrankt waren. Und sobald ich daran dachte, wurde mir schlecht. Mein Magen zog sich zusammen und mein Herz raste. Meine Angst wurde genährt und das schwarze Teufelchen wuchs ebenfalls. Es schaute mich an und meinte trocken: »Du weißt, dass du der Nächste sein wirst.«

Und ich Depp glaubte ihm auch noch! Aber aus dem eigenen Kopf gibt es leider keinen Fluchtweg. Unser Geist ist in unserem Körper gefangen. In guten wie in schlechten Zeiten.

Bis heute bin ich verblüfft, wie wählerisch meine Psyche dabei war. Ich konnte Nachrichten über AIDS, Pest, Cholera, Ebola und anderen ansteckenden Krankheiten lesen. Nie hat es mich gestört oder mich verunsichert. Aber sobald ich Krebs hörte oder las, war es vorbei. Meine Reaktion war stets dieselbe. Ich verhielt mich wie einer von Konfuzius' Affen: Ich sehe nichts, ich höre nichts, ich sage nichts. Das klappte ab und an. In Fällen, in denen ich von Menschen in meinem Alter las, die fatal erkrankt waren, funktionierte das aber nicht. Dabei kam dann noch ein Gefühl dazu: Schuld.

Ich erinnere mich gut an einen jungen Mann. Sein Gesicht habe ich noch genau vor Augen. Beziehungsweise ein Bild, auf dem er zu sehen war. Er war 28 Jahre alt und hatte nur einen Wunsch: *Star Wars Episode VII*, ein Kinofilm, der noch nicht in den Lichtspielhäusern lief, vor seinem Tod zu sehen. Die Bitte wurde ihm ein paar Monate vor der Uraufführung erfüllt. Ein paar Wochen danach starb er. Und mein einziger Gedanke war: Die Dreckssau weiß, wer Kylo Ren wirklich ist.

Ich fühlte mich schuldig, über Menschen zu lesen, die krank waren, da mein einziger Gedanke die Angst war, ebenfalls so zu erkranken. Sie hatten manchmal nicht mehr lange zu leben und ich war damit beschäftigt, mich selber dafür zu hassen, dass ich mich so fühlte und nicht aus diesem Teufelskreis herausbrach. Andere Menschen waren in der Situation, vor der ich so eine unendliche Angst hatte und schienen sie mit Bravour zu meistern.

Heutzutage weiß ich, dass es mir nicht nur so vorkam. Sondern es lag an der Akzeptanz der Umstände. Manchmal kommt sie früher, manchmal später. Aber irgendwann tritt sie ein und schlagartig erscheint einem die Last der Welt leichter. Ob jeder an diesen Punkt kommen kann, vermag ich nicht zu sagen. Akzeptanz sollte keineswegs mit Aufgeben gleichgesetzt werden. Aber eine temporäre Situation zu akzeptieren, kann dabei helfen, besser mit ihr umzugehen – egal, ob es sich um eine Krankheit oder etwas ganz anderes handelt.

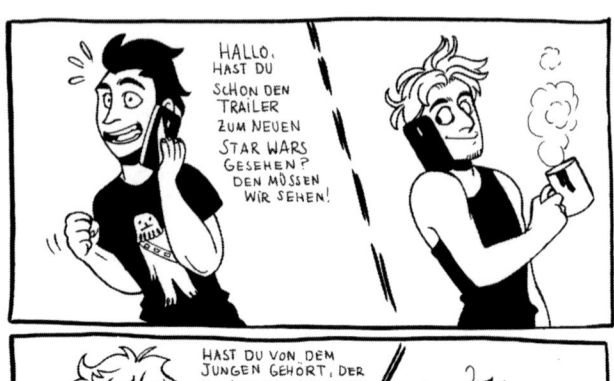

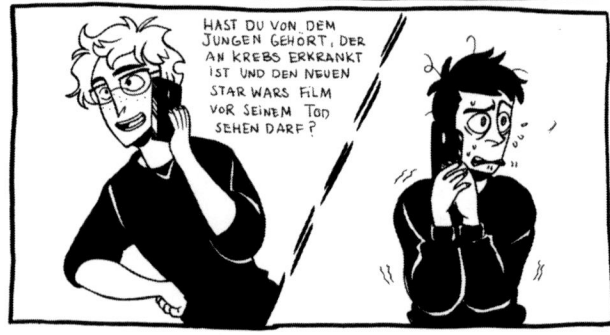

Einfach mal Hallo sagen oder versuchen, ein Gespräch anzufangen, sind willkommene Möglichkeiten der Ablenkung und zeigen, dass man sich sorgt. Gerade gute Freunde sollten sich nicht scheuen, immer wieder mal den Hörer in die Hand zu nehmen.

Erste Hilfe

Nachdem das erste Aufeinandertreffen mit einem professionellen Seelenklempner voll in die Hose gegangen war und ich die zukünftigen Sitzungen abgesagt hatte, galt es einen neuen Psychotherapeuten zu suchen. Doch wie wir mittlerweile wissen, ist das kein einfaches Unterfangen. Ganz im Gegenteil. Deutschland benötigt dringend mehr Psychotherapeuten. Mir blieb also nichts anderes übrig, als auf den Herren zu warten, der erst später Zeit für ein Kennenlerngespräch hatte. Währenddessen vergrub ich mich immer mehr und hatte nur noch das Gefühl, mich verstecken zu wollen. Am liebsten irgendwo verbuddeln und erst wieder rauskommen, wenn es vorbei ist – also, wenn ich nicht mehr diese unerträglichen Schmerzen und negativen Gedanken hatte. Wenn ich endlich wieder mein Leben leben und ich sein konnte. Doch leider funktionierte das nicht. Sich einfach zu verstecken und nicht die Tür zu öffnen, hat noch nie geklappt. Auch wenn man die Post mit dem Vermerk *DRINGEND* gerne verpackt lässt, um so zu tun, als hätte man sie nicht gesehen. Erst wenn die dritte Mahnung kommt und der Gerichtsvollzieher zweimal freundlich klingelt, bezahlt man sie. So hat man ein wenig Luft zum Atmen. Meine mentalen Mahnungen türmten sich indes und ich hatte keine Ahnung, wie ich sie bezahlen sollte.

Immer wieder hatte ich Schwindelanfälle und bekam starke Kopfschmerzen. Aber ich wusste: Da war nichts. Also außer meinem Gehirn.

Ganz anders der Magen, der immer stärker schmerzte. Dazu dieses Gefühl, dass ein Loch drinnen sei. Ich bin unsicher, ob ich es nachvollziehbar beschreiben kann, aber denken Sie sich einfach ein wahrhaftes Loch, das in ihrem Körper ist. Bei dem Sie sogar das Gefühl haben, dass Sie reingreifen könnten. Ein Loch, das quasi reingebohrt wurde. Aber eben in der Größe des Magens. Klingt komisch, ist aber so. Als wäre ein Vakuum an der Stelle, an der der Magen sein sollte. Klar, dass ich dadurch kaum Appetit hatte. Wahrscheinlich musste ich erst einmal meinen Bauch beruhigen und die nächsten Tage nichts mehr essen? Eventuell lag es auch an der falschen Ernährung? In der ganzen Zeit habe ich knapp 20 Kilo abgenommen. Die habe ich mir mittlerweile wieder draufgefressen. Manche Menschen nehmen wahrscheinlich noch viel mehr ab. Aber da ich schon immer ein leidenschaftlicher Esser war, habe ich es trotzdem wieder geschafft, irgendwas in mich reinzuschaufeln. Meine Frau stellte ebenfalls sicher, dass ich nicht vom Fleisch fiel.

Blöderweise ging mit den Schmerzen auch schneller und sehr weicher bis flüssiger Stuhlgang einher. Ein flotter Otto würden die coolen Rentner sagen. Tatsächlich ist das aber leicht erklärt: Der Körper ist angespannt und nervös. In Angstsituationen muss eben alles schnell raus. Doch zu der Zeit war mir das nicht bewusst. Stattdessen malte ich mir Horrorszenarien aus. Denn der Hausarzt bestätigte mir ja eigentlich »Das kann kein Magenkrebs sein«, aber MOMENT, es gibt doch zigtausend verschiedene Krankheitsarten: »Was ist denn, wenn es Darmkrebs ist?«

Und wie tückisch fixe Ideen sein können, wissen wir ja mittlerweile. Dieser fiese Gedanke setzte sich ganz tief fest und plötzlich hatte ich Angst, auf Klo zu gehen. Die Sorge, dass irgendetwas im Stuhlgang sein könnte, allem voran Blut, würde meine Bedenken bestätigen und meine Tage wären damit gezählt. Dass wir heutzutage sehr weit in der Medizin sind und Krankheiten, auch schwere Erkrankungen, sofern rechtzeitig erkannt, oftmals heilbar sind, konnte ich ebenfalls nicht sehen. Ich sah nur noch den blanken Horror vor mir: Bauchschmerzen, Blähungen und Krämpfe. Das musste auf irgendwas Schwerwiegendes hindeuten. Dazu sehr oft aufs Klo, den ganzen Tag über, eigentlich immer Durchfall.

Meine Frau reagierte auf meine neue Angst erneut mit Verständnis und informierte sich für mich, woran man Darmkrebs früh erkennen und festmachen konnte und versicherte mir, dass keine meiner geschilderten Symptomen damit einhergingen. Doch das Blöde war, dass mein kleines schwarzes Männchen davon nichts wissen wollte: »Was ist, wenn sie das nur sagt, da sie weiß, dass du nicht mehr lange hast?« Cleveres, kleines, schwarzes, perfides Männchen.

Doch erneut zum Arzt wollte und traute ich mich nicht. Was, wenn er mich auch nicht mehr ernst nahm, wie mein früherer Hausarzt? Konnte doch nicht sein, dass ich mir eine Krankheit nach der anderen diagnostizierte und alle immer ein fatales Ergebnis hatten. Also fiel der ärztliche Besuch erst mal weg und ich musste auf den Termin beim Gehirndurchleuchter warten, in der Hoffnung, dass er etwas würde unternehmen können.

Die Tage vergingen schnell, die Nächte vergingen langsam und ich hing immer noch in meinem Trott aus sinnlosem Fernsehen und noch sinnloseren Handyspielen fest. Doch der Tag war endlich gekommen, an dem der Termin beim Therapeuten stattfand. Etwas verängstigt ging ich rein. Die Begrüßung war warm, das Zimmer erhellt und der Klempner voller Lebensfreude. Zu der Zeit erlaubte mir meine Wahrnehmung noch keinen positiven Gedanken, aber später wusste ich: Das war genau das, was ich brauchte!

Das Kennenlerngespräch verlief positiv und ich fühlte mich von vorneherein gut aufgehoben. Das lag vor allem an der offenen und herzlichen Art, mit der man mir begegnete. Kennen Sie das, wenn Sie einen Menschen treffen, der ein beruhigendes Lächeln hat, das einem die Sorgen weggrinst? So in der Art erging es mir. Ich hatte deswegen zwar nicht meine Ängste vergessen, aber zum ersten Mal das Gefühl, dass mir wirklich geholfen werden konnte. Das Erstgespräch lief standardisiert ab, und es musste rausgefunden werden, warum ich hergekommen war. Wieso meine Frau angerufen hatte, stand übrigens nicht zur Debatte. Im Gegenteil. Mir wurde versichert, dass es zwar unüblich war, aber nichts Schlimmes, wenn man sich selber nicht in der Lage fühlte – sofern man denn die Hilfe wollte. Ich beantwortete verschiedene Fragen zu mir, meiner Gefühlswelt, meiner Kindheit und dem ganzen Drumherum, was eben dazu gehört.

Nachdem zum allerersten Mal die Sitzung rum war, merkte ich sofort, dass es viel zu schnell vorbeigegangen war. Tatsächlich waren es ungefähr 50 Minuten und ich lernte sehr schnell diese knappe Zeit zu hassen.

Gerade während der ersten paar Sitzungen fühlte es sich so an, als wäre nie genug Zeit, alles zu sagen, was ich sagen wollte. Nicht ausreichend Zeit, um zu einer Lösung zu gelangen, die einen darüber hinwegtröstete, wieder eine Woche auf sich alleine gestellt zu sein. Was ich aber noch viel mehr hasste: Mir wurde mitgeteilt, dass die Wartezeit auf den nächsten Termin Monate betrug.

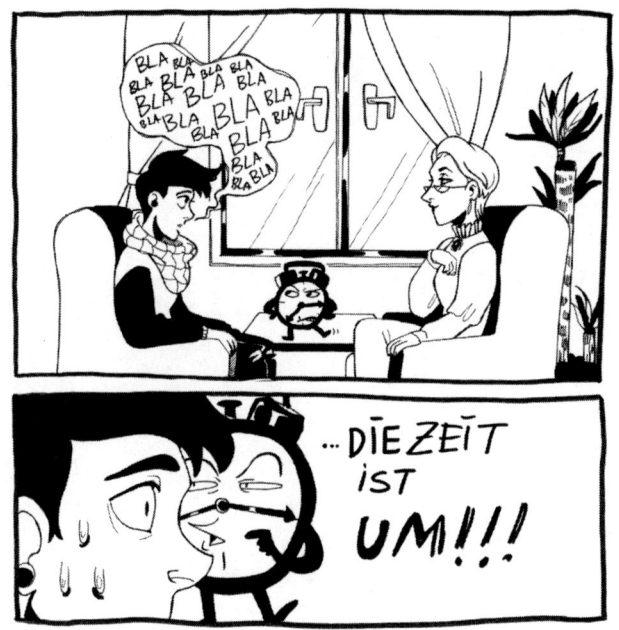

Undenkbar, nachdem ich dort gerade mal 50 Minuten gewesen war und mich merklich besser fühlte. Doch dieses Gefühl war nur von kurzer Dauer, als mir bewusst wurde, dass die Wartezeit so lange sein würde. Den Konjunktiv benutze ich natürlich nicht grundlos. Denn der Therapeut versicherte mir, dass, wenn es zu schlimm würde, ich anrufen könnte und wir eine Notfallsitzung einrichten würden. Und dieses Angebot habe ich mit offenen Armen angenommen.

Das erste Mal habe ich nach zwei Wochen um einen Notfalltermin gebeten. Den bekam ich auch prompt und wir setzten dort an, wo wir zuletzt aufgehört hatten. Ich erzählte noch mehr aus meinem Leben, vornehmlich über meine Kindheit und dem Erwachsenwerden. Unschöne Geschichten taten sich auf. Über die Hänseleien, die Prügeleien, bei denen ich nur der Sandsack war, über die ewigen Streitereien meiner Eltern über Geld, die Probleme in der Schule und so weiter. Also quasi die Top 100 der schlechtesten Hits meines Großwerdens. Da hatte ich gar keine Chance gehabt, mit gesunder Murmel rauszukommen. Klar gibt es auch schöne Erinnerungen. Keine Sorge, das hier wird jetzt keine Mitleidsschiene, in der ich Ihnen alles aufzähle, was schiefgelaufen ist und mich innerlich auffraß. Da hätte ich auch gar keinen Bock drauf. Wenn Sie mich aber persönlich sehen, dürfen Sie mich gerne in den Arm nehmen und mir sagen, dass alles gut wird!

Plötzlich waren diese verflixten 50 Minuten erneut vorbei. Ich konnte wieder nicht darüber sprechen, was mich tatsächlich quälte, sondern musste mein bisheriges Leben erneut ausbreiten. Macht selbstverständlich alles Sinn, aber das konnte ich damals nicht sehen. Mir war es wichtig, endlich auf meine Themen zu sprechen zu kommen. Was mich zu diesem Zeitpunkt bewegte. Was sich langfristig in mir vergraben hatte, war gerade unwichtig. Hauptsache, das, was an der Oberfläche schwamm, würde ausgemerzt. Das beides aber miteinander zusammenhing oder sogar ein und dasselbe war, erschloss sich mir nicht direkt. Ein Problem, auf das ich immer wieder eingehen werde. Denn jemanden davon zu überzeugen, dass er eine Depression hat, ist schon fast ein Ding der Unmöglichkeit.

Die zweite Sitzung lag hinter mir und ich fühlte mich erneut wie vorher. Nicht wirklich weitergekommen und einfach so in der Luft baumelnd. Wie eine Marionette an ihren Fäden. Aber ich hatte ja immerhin mein Angebot, jederzeit anrufen zu können, wenn ich Hilfe brauchte. Natürlich tat ich das auch. Dieses Mal wartete ich aber nur eine Woche. Der nächste Termin bestand selbstredend aus einer Fortsetzung. Wir kamen auf mehr Themen aus meiner Vergangenheit zu sprechen. Ich konnte zwar sagen, was mich derzeit beschäftigte und über meine Schmerzen reden, die ich in Kopf, Bauch und Brust hatte, aber eine wirkliche Antwort oder gar Lösung gab es noch nicht. Dafür wusste mein Gegenüber noch zu wenig über mich. Beim dritten Gespräch wurde ich lieb dran erinnert, dass ich eine Notfallsitzung zwar wahrnehmen konnte, aber erst, wenn die richtigen Sitzungen, die einmal die Woche stattfanden, begannen, wir auf ein Ziel zusteuerten. Na super! Davon aber eher unbeirrt, rief ich erneut an und bis heute kann ich mich an die sehr nette Antwort auf meinen Wunsch nach einer vierten Notfallsitzung erinnern: »Meine Güte, können Sie sich mal zusammenreißen?«

Nein, absoluter Quatsch, die Antwort war: »Es ist schön zu sehen, dass Sie so dringend Hilfe suchen und auch möchten. Dementsprechend verlegen wir Ihren Termin nach vorne, so dass Sie ab nächster Woche regelmäßig vorbeikommen dürfen.« Und zum ersten Mal hatte ich wieder ein Gefühl, welches schon Prinzessin Leia einst hatte: Hoffnung.

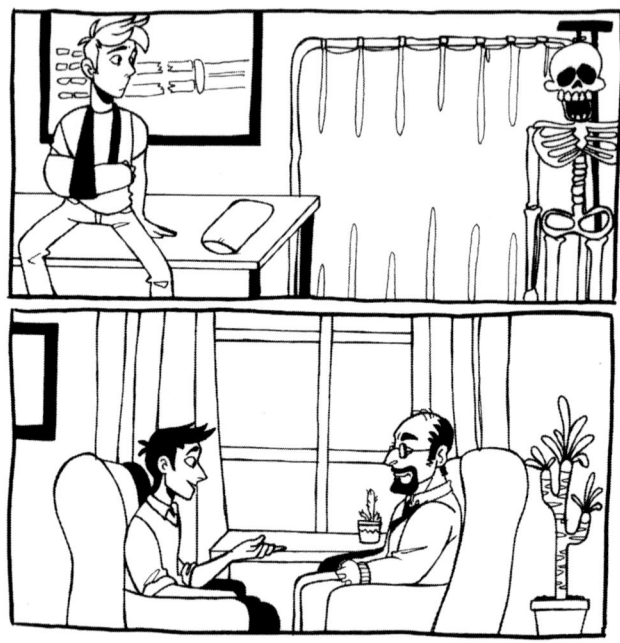

Psychotherapeuten und Psychiater sind ebenso wichtig wie Haus- oder HNO-Ärzte. Wenn man sich nicht gesund fühlt, geht man zum Spezialisten. Die Gesundheit des Körpers hat denselben Stellenwert wie die Gesundheit des Geistes. Und wie bei einer starken Erkältung muss man nicht erst warten, bis der Geist in Trümmern liegt, sondern kann einen Therapeuten aufsuchen, wenn die Psyche ordentlich Schnupfen hat.

Erste Annäherungsversuche

Wer in psychotherapeutischer Behandlung ist oder war, weiß, dass gerade die Anfangszeit etwas befremdlich sein kann. Die Prämisse: Man öffnet sich einer komplett fremden Person und erzählt ihr alles, was wichtig sein könnte. Egal, ob es unangenehm, komisch oder sogar abartig ist. Denn um zu erforschen, was in einem drin nicht stimmt, muss das Unterbewusstsein umgekrempelt werden. Klar, dass ich da auch erst mal nicht wirklich Bock drauf hatte. Vor allem, da dies auch bedeutete, Erinnerungen hervorzukramen, die man längst vergraben und versteckt hat. Schließlich war ich ein Verdrängungskünstler. Das war zumindest die offizielle Bezeichnung, die mir später akkreditiert wurde. Im Umkehrschluss hieß das, dass vieles an die Oberfläche kam, an das ich schon lange nicht mehr gedacht hatte oder von dem ich gar keine Kenntnis mehr hatte. Und, oh Junge, da ist wirklich viel Zeug bei, das nicht ohne Grund ganz nach unten geschoben worden war.

Daraus resultierte natürlich eine gewisse Zurückhaltung, was das Erzählen und freie Kundtun der eigenen Vergangenheit und eventuellen Probleme anging. Gerade zu Beginn. Insbesondere, da das Gegenüber so gut wie nichts von sich preisgeben durfte. Einfach, damit eine gewisse Distanz aufgebaut wurde. Man war nicht befreundet, sondern suchte professionelle Hilfe.

Bei mir kam erschwerend hinzu, dass ich mir während der ersten Sitzungen nicht sicher war, was ich sagen sollte, da meine Angst, gar nicht psychisch, sondern physisch krank zu sein, recht groß war. Falls ich also etwas Falsches sagte, hätte es ja passieren können, dass meinen körperlichen Symptomen gar keine Beachtung mehr geschenkt würde. Dem war aber glücklicherweise nicht so. Denn die Schmerzen, die ich spürte, gehörten dazu. Eine Depression passiert zwar im Kopf, aber bleibt nicht nur da. Sie breitet sich im ganzen Körper aus. Sie geht über auf alles, was sie sich greifen kann. Und ehe man sich versieht, hat sie das ganze Leben eingenommen und spielt Marionette mit einem. Gefangen im eigenen Körper und als Zuschauer auf den hintersten Plätzen degradiert, versucht man sich wieder nach vorne zu robben. Und dabei hilft ein Psychotherapeut.

Er setzt sich zu einem auf die hinteren Plätze und erklärt, was eigentlich gerade passiert. Warum man diesen Sitzplatz und keinen besseren abbekommen hat. Langsam aber sicher, hilft er einem dabei, die Fäden zu lösen und sorgt dafür, dass man ein Stück seines Selbst zurückgewinnt. Dafür lernt er einen kennen. Spricht über vergangene Tage, verflossene Liebe, verstorbene Menschen, verstörende Ereignisse und verdammte Ärgernisse. Die V-Adjektive eben. Mit der Zeit wird es einfacher darüber zu sprechen. Denn jedes Mal, wenn man sich ein Stück mehr offenbart und von seinem Ich preisgibt, erhält man im Gegenzug Tipps und Tricks, wie man von einem Zuschauer zu einem Teilnehmer wird. Wie man vom Teilnehmer zum Nebendarsteller wird. Und vom Nebendarsteller zum Protagonisten. Solange, bis die Depression ganz hinten Platz nehmen und nur noch zuschauen muss.

Durch meine Unsicherheit, was ich erzählen wollte und teilweise auch Sorge, dass es am Ende heißen würde »daran sind Ihre Eltern schuld«, war ich sehr wählerisch bei dem, was ich preisgab. Zumindest in der Anfangszeit. Die Angst, dass meine Eltern schuld an meinem

Geisteszustand sein könnten, hatte verschiedene Gründe. Denn die Schuld bei den Eltern zu suchen, erschien mir zu leicht. Ich bin relativ früh von zu Hause ausgezogen, stand auf meinen eigenen Beinen, verdiente mein eigenes Geld und bekam keine finanzielle oder emotionale Hilfe durch meine Eltern. Ich war auf mich alleine gestellt. Zumindest kam es mir so vor. Glücklicherweise hatte ich aber meine Frau, meine Schwestern, meine Verwandten und natürlich meine Freunde. Aber ich wusste, wenn es hieße »Deine Eltern sind schuld«, dass ich mit diesem Fakt leben und mich damit auseinandersetzen müsste – und darüber hinaus meine Eltern konfrontieren sollte.

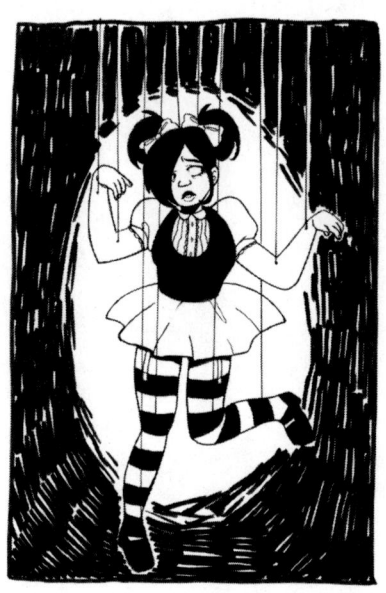

Wie Sie sich denken können, war das einer der entscheidenden Faktoren meiner Diagnose. Doch dazu erzähle ich gleich mehr. Denn eine wirkliche Konfrontation mit meinen Eltern gab es nie. Wenngleich sie mir gutgetan hätte und ich vieles hätte loswerden wollen. Fragen, Anschuldigungen, Unverständnis. All das brodelte in mir für eine lange Zeit. Vieles, das mir damals entweder normal vorkam oder ich hinnahm, sehe ich heutzutage mit ganz anderen Augen. Beispielsweise begrenzte Duschzeit oder eingeschränktes Internet, wenn man volljährig ist, sollten nichts sein, womit man sein Kind bestraft. Letzteres hatte mich damals besonders geärgert, da ich zu der Zeit bereits im kleinen Rahmen als Videospieljournalist arbeitete. Das wurde mir dadurch erschwert und zunichtegemacht. Ironisch, wenn man bedenkt, dass ich nur mein eigenes Geld verdienen wollte, denn davon war ja nie genug da.

Aber genau das war der Punkt: Obgleich ich viel hätte sagen können, entschloss ich mich, dies nicht zu tun. Meine Eltern sind auch nur Menschen. Vielleicht keine Paradebeispiele oder Vorbilder. Vielleicht auch keine, die zwingend hätten Kinder bekommen sollen. Aber sie haben ihr eigenes Päckchen zu tragen. Sie sind selber mit den Geistern ihrer Vergangenheit beschäftigt. Ich gehe auf die 30 zu und bin mein eigener Lebensschmied.

Ich bin mir sicher, dass Sie das bereits wissen: Aber das Leben ist unfair. Die Welt ist ein gemeiner Ort, der nur darauf wartet, einen zu überfallen und hilflos liegen zu lassen. Also steht man auf, wischt sich den Dreck von den Knien, die Tränen aus dem Gesicht und geht weiter. Und das machen wir immer und immer wieder. Niemand anderer ist daran schuld, wenn man liegenbleibt. Nicht er, nicht sie und auch nicht das Schicksal.

Das eigene Unglück auf andere Menschen zu schieben, ist etwas, das Schwächlinge machen. Und Menschen mit Depression, Menschen wie Sie und ich, das sind keine Schwächlinge. Wir kämpfen täglich gegen die eigenen Dämonen in unserem Kopf – den härtesten Kampf, den es gibt. Und doch geben wir nicht auf und sind ihnen immer einen Schritt voraus. Selbst der schnellste Mensch auf der Welt kann nicht davor weglaufen, was ihm das Leben hinterherjagt. Aber solange wir jeden Morgen aufwachen und uns fragen »*Schaffe ich das?*« und die Antwort auf diese Frage stets »*Ja, ich versuche es!*« ist, gehen wir weiter.

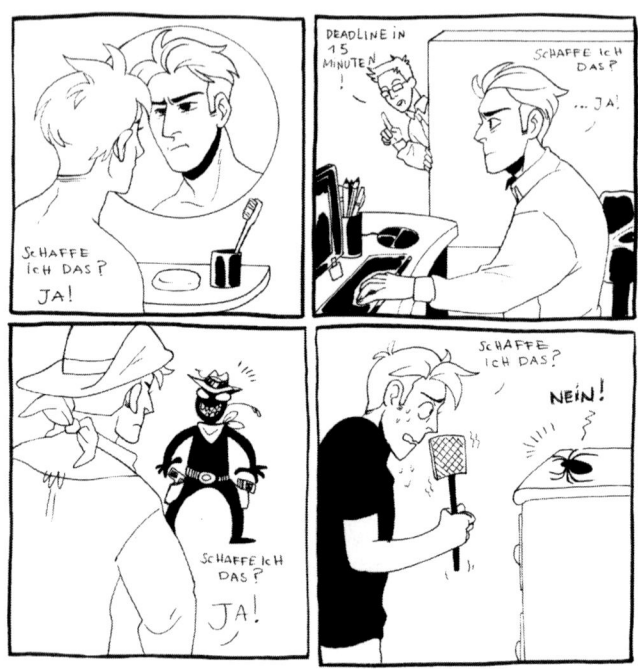

Diagnose Depression

Als ich anfing zu schreiben, hatte ich nicht wirklich im Kopf, worüber ich genau reden wollte. Ich wusste nur, dass ich über mentale Krankheiten schreiben wollte. Ich möchte Menschen, die erkrankt sind, aber auch Betroffenen, sowie ihren Partnern, Freunden, Verwandten und Bekannten in dieser schwierigen Zeit helfen. Damit sie beziehungsweise damit Sie besser verstehen, was vor sich geht. Und ich möchte über die Krankheit aufklären. Damit sie ernstgenommen wird. Damit das Stigma endlich verschwindet. Damit Menschen sich die Hilfe suchen, die sie benötigen und verdienen. Damit das Thema nicht mehr unter den Teppich gekehrt wird und erste Anzeichen wahr- und ernstgenommen werden. Auch wenn ich eventuell etwas über das Ziel hinausschieße, hoffe ich trotzdem, jemanden unterstützen zu können.

Kommen wir zu meiner Diagnose. Der Moment, der alles verändern sollte, in dem ich erfuhr, was wirklich mit mir los war. Das hört sich gerade sehr hochgegriffen dafür an, dass ich einfach gesagt bekam, was ich irgendwie bereits wusste: »Sie haben eine neurotische Depression.«

Natürlich wusste ich nicht, dass meine Depression neurotischer Natur war. Gerade, da ich nicht wusste, in welchem Zusammenhang das Wort Neurose mit meiner mentalen Krankheit stand. Aber zumindest der Depressionspart war mir in gewisser Weise brutal klar gewesen. Die neurotische Variante, und ich erkläre sie jetzt so gut ich kann und ohne im Internet nachzuschauen, kommt quasi mit dem Bonus daher, dass man psychosomatische Erkrankungen hat. Wie bereits erklärt, bin ich kein

Arzt. Sollten Sie also die medizinische Definition erfahren wollen, fragen Sie am besten Ihren Arzt oder Apotheker.

Im Wesentlichen bedeutete dies, dass fast alle meine körperlichen Schmerzen ihren Ursprung in meinem Kopf hatten. Die Magenschmerzen, die Schwindelanfälle, das Ziehen in der Brust. Das rührte von der neurotischen Depression her. Zumindest in meinem Fall. Die Krankheitsbilder bei einer Depression sind vielfältig und genauso individuell wie ihre Leidtragenden. So können bei einer anderen Form ebenfalls ähnliche körperliche Beschwerden auftreten. Diese sind bei der neurotischen Variante leider nicht exklusiv.

Anstatt mich auf die geistigen Probleme zu fokussieren, konzentrierte ich mich auf die körperliche Symptomatik. Denn dafür musste es ja eine Erklärung geben. Ich konnte ja nicht von heute auf morgen zig verschiedene Schmerzen haben, ohne wirklichen Grund. Aber ich hatte endlich eine Erläuterung und sie war zum Glück nicht Krebs. Sonst würde dieses Buch einen anderen Titel tragen.

Woher stammt diese Art der inneren Traurigkeit und Niedergeschlagenheit? Um der Antwort gerecht zu werden, müsste ich sehr weit und lange ausholen. Von daher beschränke ich mich auf die Schlagworte: Kindheit, Unsicherheit, Krebs. Mittlerweile hasse ich dieses Wort. Dabei können die kleinen Meereskrabbler gar nichts dafür. Aber Krebs klingt in meinen Ohren wie ein Reibeisen, auf dem ein Stück Kreide gerieben wird und dabei an einer Tafel kratzt. Dazu läuft Scooter im Hintergrund und die Nachbarskatze verkündet, dass sie rollig ist.

In meiner Kindheit habe ich oft erfahren, wie es ist, wenn man Angst vor dem Unbekannten hat. Meine

Mutter ist sehr schnell in Panik verfallen und hat oftmals den Teufel an die Wand gemalt, wenn es meinen Geschwistern oder mir über längere Zeit nicht gut ging. Dazu wird sie bis heute anscheinend hellhörig und verängstigt, wenn man nur das Wort Krebs in den Mund nimmt – eine unerklärliche Faszination. Fakt ist, dass ihre Kinder diese Angst vor dem Unbekannten mitbekommen haben. Hätte sie mal lieber eine Angst vor kostenlosen Weltreisen entwickelt!

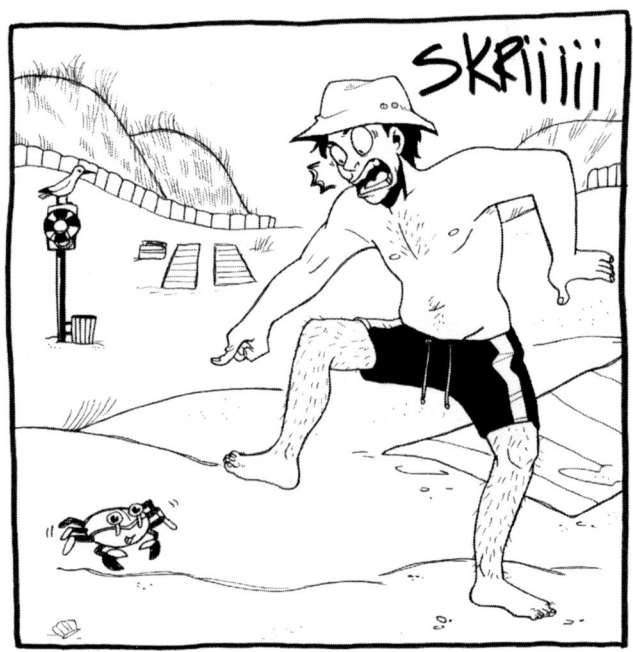

Bei mir kommt eine ständige Unsicherheit dazu, da ich, milde gesagt, als Kind nie auf sicheren Beinen stand. Dadurch, dass ich keine Regelmäßigkeiten erfuhr, sei es ein stetiges Zusammenkommen beim Mittag- oder Abendessen, beim In-den-Urlaub-fahren, was wir nie taten, oder was die Pflicht anbelangt, als Ältester sehr früh Verantwortung zu übernehmen.

Dieser Mischmasch aus vergangenen Begebenheiten und unfreiwilligen Ereignissen, sorgten dafür, dass ich eine Furcht vor Krebs entwickelte und darüber hinaus nicht wusste, wie ich darauf reagieren sollte. Dies spiegelte sich im Tod meiner Oma wieder. Ein Erlebnis, das mir nicht nur auf persönlicher Ebene sehr naheging, sondern dazu beitrug, dass meine angesprochenen Ängste sich manifestierten. Bis dahin hatte ich immer nur gehört, wie schlimm Krebs sei. Aber jetzt hatte ich es zum ersten Mal bei einem geliebten Menschen mitbekommen, der durch die Krankheit starb. Plötzlich erinnerte ich mich an unfreiwillig Aufgenommenes: Wenn etwas weh tut, dann sollte man vom Schlimmsten ausgehen. Im wörtlichen wie auch bildlichen Sinne. Wie vieles, das man aus der Kindheit mit sich rumschleppt, war das etwas Unterbewusstes. Nichts, was wirklich an der Oberfläche war oder über das ich mir je Gedanken gemacht hatte. Da es aber eben zu den verdrängten Dingen gehörte, die so langsam aber sicher an die Oberfläche kommen wollten, hatte ich keine Chance. Darüber hinaus kam das Problem dazu, dass ich nie eine Lösung angeboten bekommen hatte. Als Eltern oder Erziehungsberichtigter sollte man Kindern ihre Ängste nehmen, indem man sie über den Gegenstand der Ängste informiert und mit ihnen redet. Dadurch entsteht ein gesundes Verhältnis zu den Grausamkeiten dieser Welt.

Tatsächlich können wir unsere Kinder aber nicht vor allem schützen und auf alles vorbereiten. Das heißt jedoch nicht, dass wir es nicht versuchen sollten. Genauso können Sie Ihre Kinder, sofern Sie welche haben, über Krankheiten aufklären – falls Sie das möchten. Beispielsweise über Depression, was sie ist und wie sie entsteht. Zumindest bis zu einem gewissen Grad, damit sie verstehen und nachvollziehen können, was in Ihnen vorgeht. Aber am besten so, dass sie wissen, sie müssen sich keine Sorgen um ihren Vater oder ihre Mutter machen. Mama und Papa sollten nämlich genau das sein und diese Rollen niemals umkehren. Dann sind Sie hoffentlich bei einem Psychotherapeuten oder Psychiater in Behandlung und auf dem Weg der Besserung. Ein starkes Vorbild kann für eine positive Entwicklung sorgen und die kleinen Menschen auf die Gefahren dieser Welt vorbereiten.

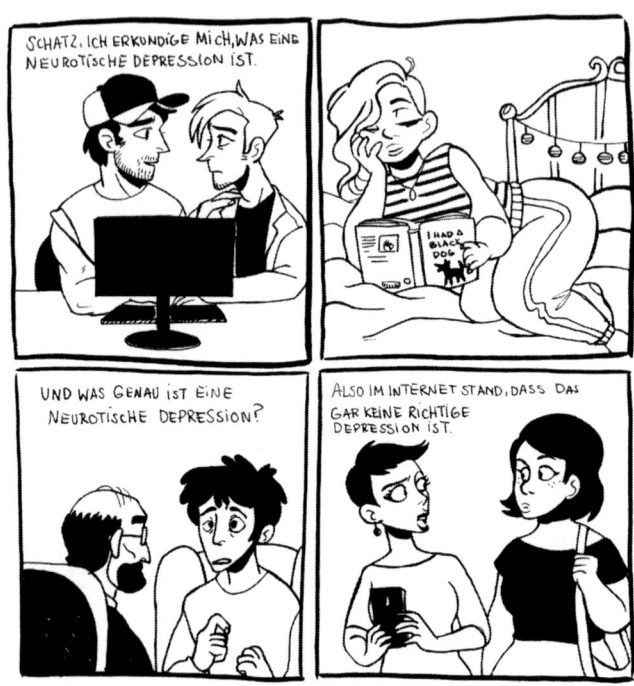

Es gibt verschiedene Arten von Depressionen. Schlagen Sie ein Buch auf, fragen Sie einen Experten oder schauen Sie im Internet, wenn Sie mehr darüber erfahren möchten. Aber passen Sie im Internet vor Möchtegern-Experten auf. Zu wissen, mit was man es zu tun hat, kann oftmals die halbe Miete sein.

Psychosomatisch apathisch

Vorhin fiel das Wort psychosomatisch. Wer mit dem Begriff nicht direkt was anfangen kann, weiß eventuell, was Hypochondrie bedeutet. Eine Angst vor Krankheiten, bei der man schnell zum Arzt rennt, wenn mal etwas zieht oder drückt. Das ist natürlich die komprimierte, unwissenschaftliche Fassung. Sollten Sie also jemals eine Dissertation zu dem Thema schreiben, vermeiden Sie unter allen Umständen, mich zu zitieren.

Ich war aber kein Hypochonder. Ich hatte beziehungsweise habe keinen Drang, sofort mit einem Arzt zu reden, wenn etwas nicht stimmt. Sondern ich habe die Angst, dass etwas Schlimmes vorliegt. Durch diese Angst entstehen Schmerzen an verschiedenen Körperstellen. Konzentriert auf die Krankheiten oder Miseren, um die ich mir die größten Sorgen mache: Magenkrebs, Hirntumor, Herzinfarkt, Leberschäden, Nierenversagen … Alle Sechser im Lotto eben.

Die Angst ist dabei stark genug, dass sich mein Körper an den entsprechenden Stellen, an denen sich eine dieser Krankheiten ausbreiten könnte, die Schmerzen dazu denkt. Lustigerweise aber nur in dem Maß, das meinem Wissen über die Krankheit entspricht. Beispielsweise stellte ich mir unter einem Hirntumor Kopfschmerzen und Schwindelanfälle vor. Dementsprechend gakuelte mir mein Körper diese Symptome vor. Es wäre spannend zu erfahren, was gewesen wäre, wenn ich Angst gehabt hätte, übermenschliche Kräfte zu erhalten: »Ein Hirntumor zeichnet sich durch einen Röntgenblick aus und der Fähigkeit, schneller als Usain Bolt zu laufen.«

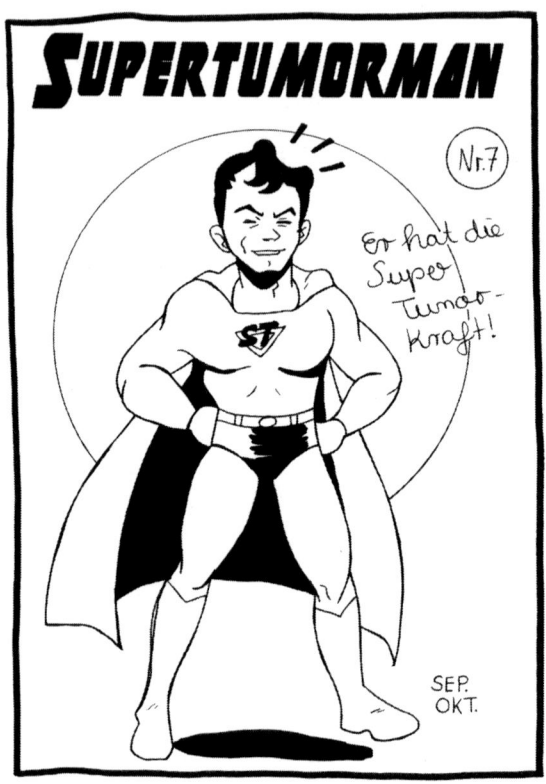

Wie ich heute weiß: Schwindel ist selten bis nie ein Zeichen dafür. Zu der Zeit war mir das aber nicht bewusst, und so manifestierte sich mein Unwohlsein also in Form des beschränkten Wissens, das ich über die genannten Leiden hatte. Somit wollte ich mich nicht über diese Gebrechen informieren, aus Angst, dass tatsächlich etwas zutreffen könnte. Denn sobald ich genaueres Wissen über eines der von mir gefürchteten Krankheitsbilder hatte, fürchtete ich sofort, entsprechende Symptome zu entwickeln.

Selbstverständlich könnte jetzt argumentiert werden: Aber dann ist ja alles super. Leider nicht. Denn trotzdem musste bei mir erst einmal ankommen, was genau nicht stimmte. Ich musste zuerst verstehen, was eine neurotische Depression war und wie sie sich äußerte.

Hinzu kam ein sehr wichtiger, wenn nicht der elementarste Punkt: Auch, wenn das Problem psychosomatischer Natur ist, ist es echt. Diesen Fakt kann ich nicht genug betonen. Es sind echte Schmerzen! Sie mögen ihren Ursprung in der Depression haben, aber das macht sie nicht weniger schmerzhaft. Ganz im Gegenteil. Psychosomatische Erscheinungen können sich anfühlen, als würden sich die Innereien auflösen, weil sie gerade verbrennen. Sie können sich so anfühlen, als würde man versuchen, tausend Nadeln aus dem Magen zu entfernen. Als würde im Kopf ein Tennisball wachsen, der gerne mal hin und her rutscht. Sie sind echt! Nur, weil mir niemand in den Magen geboxt hat oder ich nichts Falsches gegessen habe, heißt das nicht, dass die Schmerzen weniger schlimm sind. Und nein, ich kann sie nicht mal eben so abstellen, da sie ja in meinem Unterbewusstsein entstehen.

Kennen Sie das, wenn Sie einen wichtigen Termin haben und unerwartet macht sich ihr Darm bemerkbar? Der flotte Otto klopft an und Sie müssen ordentlich auf Klo? Oder wenn Sie vor einem unangenehmen Gespräch stehen oder gar ein Jobinterview führen müssen? Die Magenschmerzen, die damit einhergehen, würden Sie nicht mal ihrem schlimmsten Feind wünschen. Okay, seien wir ehrlich. Dem schlimmsten Feind wünscht man die Beulenpest an den Hintern. Aber diese

Beschwerden entstehen auch in Ihrem Kopf. Die Kopfschmerzen, weil Sie mit Ihrer Schwiegermutter telefoniert haben und die Alte nur genörgelt hat, sind ebenfalls in Ihrem Kopf entstanden. Wieso können Sie denn diese Schmerzen dann nicht einfach wieder abstellen, wenn sie ihren Ursprung in Ihrem Denkapparat haben?

Genauso verhält es sich mit psychosomatischen Schmerzen. Ihre Herkunft sind ebenfalls Sorgen, negative Gedanken und bevorstehende Ereignisse.

Ich habe lange Zeit gebraucht um zu verstehen, was Psychosomatik ist und wie ich damit umzugehen habe. Denn als ich an den Punkt kam, an dem ich akzeptierte, dass ich eine neurotische Depression habe und meine Beschwerden durch psychische Unstimmigkeiten kamen, konnte ich anfangen, sie zu bekämpfen und einzuordnen. Eine Übung, die mir dabei geholfen hat: Sobald ich Magenschmerzen, Schwindel oder was-auch-immer hatte, fragte ich mich, was mich gerade bedrückte. Ich versuchte, es auf einen bestimmten Moment oder ein bestimmtes Ereignis zu beziehen. Natürlich kam ich nicht immer auf eine Antwort. Und manchmal hat es mich ein paar Tage beschäftigt, bis ich sagen konnte: »Klar, ich habe Angst, da ich gehört habe, wie schnell man an Krebs versterben kann.« Oder die Lösung war denkbar einfach: »Eigentlich wollte ich nicht zu dieser Party, aber ich bin trotzdem hingegangen.« Okay, ich gehe nicht gerne auf Partys, dafür mag ich meine vier Wände zu sehr. Die einfachen Beispiele vermitteln Ihnen hoffentlich ein besseres Verständnis von Psychosomatik.

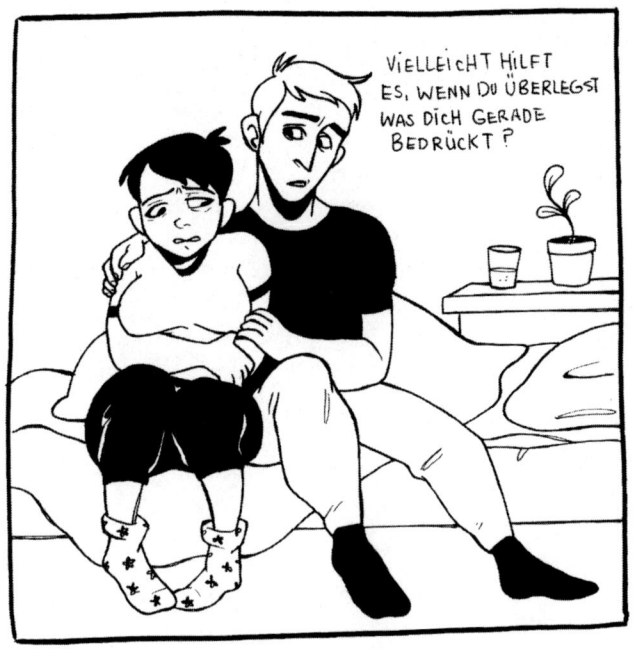

*Psychosomatisch bedeutet nicht, dass die Schmerzen nicht echt sind.
Lediglich, dass ihr Ursprung psychischer Natur ist. Und der kann
manchmal sehr lange zurückliegen und im Unterbewusstsein
verborgen sein.*

Es ist okay, nicht okay zu sein

Das Schwierige, Tückische, Hinterhältige, Abartige, Widerliche, Bösartige an einer Depression ist, dass die betroffene Person selber davon überzeugt sein muss, eine zu haben. Das ist, als würde man sich das Bein bei einem Fußballspiel brechen und alle um einen rum schreien panisch: »Du hast dein Bein gebrochen«, worauf der betroffene Spieler aber antwortet: »Nee, das ist nicht mein Bein. Das muss irgendwas anderes sein.«

Wieso ist es so schwer, sich selber einzugestehen oder zu begreifen, dass man unter einer Depression leidet? Die Antwort auf diese Frage kann ich nur aus der Betroffenensicht geben. Denn in dem Moment, in dem ich akzeptiert habe, dass es eine Depression ist, räume ich ein, etwas stimmt nicht. Damit gebe ich zu, dass meine Vase runtergefallen und zerbrochen ist und sie niemals wieder so sein wird wie vorher. Aber ich will ja mein altes Leben wiederhaben. Ich will wieder zum Status Quo gelangen, der vor der Depression herrschte. Und das wird nicht gelingen, wenn ich zugebe, an einer schweren psychischen Erkrankung zu leiden.

Außerdem kam bei mir noch die Angst hinzu, dass ich im Zweifelsfall etwas unbehandelt ließ, was möglicherweise physischer Natur war.

Wenn ich mir dies aber eingestand und keine Zweifel mehr an meiner körperlichen Gesundheit hatte, konnte der Heilungsprozess beginnen. Aber um an diesen Punkt zu gelangen, musste erst noch ein wenig Zeit vergehen. Bis dahin durfte ich mich weiterhin mit körperlichen Symptomen aus dem Kuriositätenkabinett rumschlagen. Egal ob Kopf, Arme, Beine, Bauch – mittlerweile war alles dabei und machte mir noch mehr Sorgen, anstatt mich zu beruhigen – da es sich nicht lange auf eine Stelle beschränkte. Wenngleich viele der Beschwerden oftmals in derselben Region auftraten und ich manche davon monatelang mit mir rumschleppte.

Doch worauf ich eigentlich hinaus möchte, sind nicht die psychosomatischen Schmerzen oder die Diagnose meiner Depression. Sondern auf eine ganz simple Wahrheit: Es ist okay, nicht okay zu sein! Viele Menschen, außen vor, ob sie eine Depression haben, glauben nicht an diese Tatsache.

Es ist schwierig sich einzugestehen, dass man nicht okay ist. Es gehört eine ordentliche Portion Mut dazu. Nicht nur, weil es zeigt, wie es in uns aussieht und dass es uns nicht gut geht. Sondern, weil uns ein langer und mit aller Wahrscheinlichkeit steiniger Weg bevorsteht. Wenn etwas nicht stimmt, muss es geradegebogen werden. Und je nach Grad der Unstimmigkeit könnte das eine Weile dauern. Eine Depression kann etwas sein, das uns ein Leben lang begleiten wird. Manche von uns können soweit lernen, damit umzugehen, dass sie nur noch auf den billigen Plätzen im Hinterkopf sitzt und niemals wieder die vordere Reihe besetzen kann. Aber dass sie sich ab und an meldet und kurz »Hallo« sagt, wird stets so sein.

Ich bin kein Mensch, der auf Esoterik oder Kitsch steht und möchte auch nicht missionieren. Aber seien Sie sich sicher: Es ist okay, nicht okay zu sein! Mentale Krankheiten dürfen im 21. Jahrhundert kein Stigma mehr sein. Es sollte kein Bullshitbingo mehr geben, das Sie ausfüllen können, sobald Sie jemandem sagen, was in Ihnen vorgeht. Sätze wie »Mir geht's manchmal auch nicht so gut« oder »Du weißt schon, dass nur schwache Menschen unter einer Depression leiden«, zeugen von

Ignoranz und Dummheit. Wobei beides oftmals dasselbe ist.

Insbesondere auf die zweite Behauptung möchte ich weiter eingehen, da ich ihn tatsächlich mehr als einmal gehört beziehungsweise gelesen habe. Menschen, die unter einer Depression leiden, sind keineswegs schwach. Ich kenne einige tolle und gute Menschen, denen es mental schlecht geht, die aber in ihrem Leben mehr Hürden überwunden und Dämonen getötet haben, als es andere jemals könnten. Morgens aufzustehen und einen ganz normalen Alltag zu meistern, während man gegen sich selber kämpft, gehört zu den schwersten Aufgaben in diesem Leben. Sollten Sie also jemals so einem Menschen begegnen, der allen Ernstes denkt, dass es unnatürlich oder eine Schwäche sei, unter einer Depression zu leiden, gehen Sie getrennte Wege. Oder hauen Sie ihm auf die Fresse. Wie Sie möchten. Meine Anwälte haben mich aber informiert, dass ich an dieser Stelle unterstreichen sollte, dass ich nicht zur körperlichen Gewalt gegen Idioten aufrufe, sondern nur einen Witz gemacht habe. Also bitte schlagen Sie niemandem ins Gesicht. Außer Sie können gerade nicht anders. Dann nur zu.

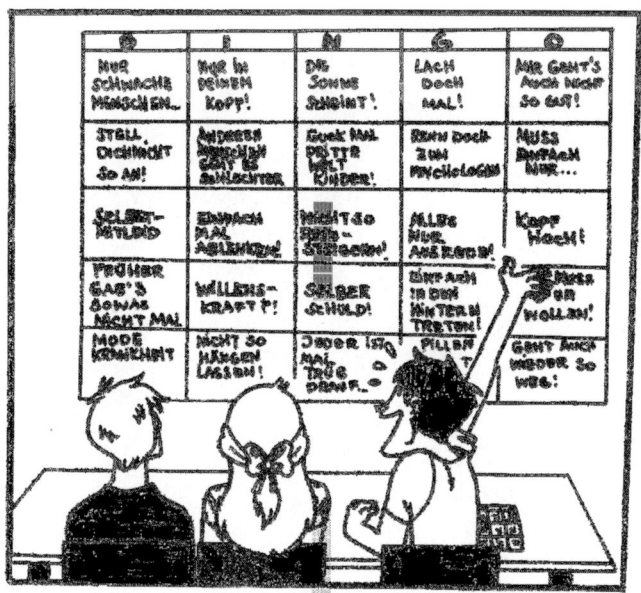

Das große Depressionsbullshitbingo!

Ich bin Batman

Hilfe kann in ganz unerwarteten Situationen auftauchen, und zwar nicht immer in Gestalt anderer Menschen oder Medikamenten. Wenngleich ich mich nicht auf Filme oder Videospiele konzentrieren konnte, hatte ich eines meiner anderen Hobbys, das Comic-Lesen, nicht ganz aufgegeben. Hier interessierten mich zu der Zeit zwar nur Ausgaben, die mit Batman zu tun hatten, aber ich konnte sie mir meistens trotzdem zu Gemüte führen, ohne zu stark abgelenkt zu sein. Insbesondere, da Batman ebenfalls eine harte Zeit durchgemacht hat. Wobei harte Zeit hier wahrscheinlich ein sehr lockerer und euphemistischer Begriff ist. Er verlor seine Eltern und entschied sich, seinem Leben der Verbrechensbekämpfung zu widmen. Was viele nicht wissen: Er traf seine Entscheidung, nachdem er versucht hatte, Selbstmord zu begehen. Er überlebte, aber Bruce Wayne starb und an seiner Stelle kam Batman ans Tageslicht. Was das psychologisch über ihn aussagt, vermag ich nicht zu sagen. Wahrscheinlich eine Mischung aus Depression, Verdrängung und gespaltener Persönlichkeit. Vielleicht ist er aber auch einfach nur ein Kind, das mit seinem unendlichen Schmerz nicht anders umzugehen wusste. Oder eben ein schrulliger Milliardär, dem langweilig ist und dem nur das Rumhüpfen in Strumpfhose noch Spaß bereitet. In jedem Fall verzauberte mich seit meiner Kindheit die Geschichte um den kleinen Jungen, der einen Schwur ablegte und sich später ein Fledermauskostüm anzog und dem Verbrechen ins Gesicht schlug. Er entkam der Unfairness des Lebens und versuchte, anderen Leid zu ersparen.

In der Hochphase meiner Depression las ich ein Comic, welches mir von diesem Tag an helfen sollte, wenn es besonders schlimm wurde. Was eine Art Mantra für mich bildete und ich immer wieder gerne aufschlug: Justice League #31. Eine der Hauptfiguren, Jessica Cruz, wird von einer Art bösartigen Geist erfasst, der sich von ihrer Angst ernährt. Diese dunkle Macht gibt ihr übermenschliche Kräfte, vorausgesetzt, sie lässt sich von der Furcht immer weiter einnehmen und begeht in ihrem Namen Verbrechen. Das Ziel dieser dunklen Instanz: Besitz über ihren Körper und somit auch über sie zu erlangen. Kurz vor dem Höhepunkt und dem Moment, in dem sie von dieser hinterhältigen Entität verschlungen zu werden droht, taucht Batman auf. Er schaut sie an und sagt zu ihr: »Je mehr Angst du hast, desto mehr kontrolliert sie dich. Hab keine Angst.« Fast schon entsetzt erwidert sie: »Ich soll vor dir keine Angst haben?«, während ihr die dunkle Macht zuflüstert: »Er will dir wehtun, Jessica«. Batman entgegnet: »Nur Verbrecher sollten Angst vor mir haben. Du bist keine Verbrecherin, du bist das Opfer. Ich war einst auch ein Opfer. Menschen, die ich liebe, sind vor meinen Augen gestorben. Ich hatte keine Möglichkeit, sie zu retten. Ich hatte Angst. Und ich wollte mich verstecken. Denn ich hatte Angst vor der Dunkelheit dort draußen. Die Dunkelheit wird dich einnehmen, Jessica. Aber wenn du dich ihr entgegenstellst, wirst du Stärke finden. Wenn du dich gegen sie wehrst.« Doch der widerwärtige Parasit versucht Jessica zurückzugewinnen: »Du brauchst mich.« Batman scheint ihre innere Zerrissenheit zu spüren: »Selbst, wenn du die Dunkelheit umarmst.« Er streckt seine Hand aus und Jessica die ihre: »Ich glaube dir.« Und Batman spricht einen Satz, der sich bis heute in mein Gedächtnis gebohrt hat und den ich mir ins Gedächtnis rufe, wenn die Tage wieder etwas düsterer

111

erscheinen: »Bist du der Angst nicht müde?« »Ja«, sagt Jessica und umarmt Batman. Während sie langsam zu Boden sinkt, redet er ihr gut zu »Lass deine Angst gehen, Jessica. Halt dich an mir fest und lass sie gehen.«

Und in diesem Moment war ich Jessica. Ich war der Angst müde und wollte einfach nur von einem starken, reichen Mann umarmt werden.

Die Bilder zusammen mit dem Text fand ich so prägnant und so wichtig, dass ich sie mir einscannte und überallhin mitnahm. Egal, ob ich zu Hause auf der Couch lag oder widerwillig einkaufen war, ich konnte mir die Bilder anschauen und fühlte mich jedes Mal erneut angesprochen. Für manche mag dies lustig klingen oder gar kindisch daherkommen. Aber für mich ist es gerade heutzutage die Rückversicherung, dass das schwarze Männchen keine Chance hat, wenn ich gegen es ankämpfe oder es einfach umarme. Batman mag zwar keine reale Figur sein, aber wo gläubige Menschen ihren Gott haben, habe ich den dunklen Ritter – auch wenn mir voll und ganz bewusst ist, dass er nur Fiktion ist.

Natürlich sehe ich Batman nicht als (m)einen Gott. Aber es ist wichtig, dass man etwas hat, an das man glauben kann. Und keine Sorge, ich dränge anderen Menschen nicht meinen Glauben auf. Außer ich habe gerade die Gelegenheit dazu und meine Opfer können nicht fliehen. Wie Menschen, die sich im Flugzeug neben einen setzen und von ihren erfolgreichen Kindern erzählen.

Mein eigentlicher Punkt ist aber folgender: Sollte es etwas geben, das dabei hilft, ein bisschen mehr Leben zurückzugewinnen, dann sollte man daran festhalten. Sollten andere es kindisch finden oder kein Verständnis dafür haben, ist das total egal. Ich habe nur sehr wenigen Menschen gesagt, in welchem Umfang mir dieser

Comic und die Figur Batman geholfen haben. Denn wie Dr. Seuss schon treffend feststellte: *People who mind don't matter and people who matter don't mind.*

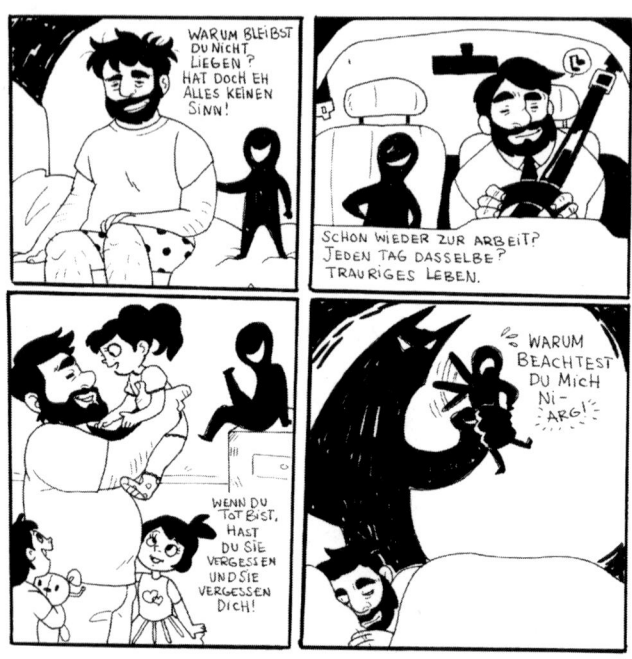

Irgendwann wird das schwarze Männchen keine Macht mehr haben.

Die Liste

Ein paar Sitzungen beim Therapeuten lagen bereits hinter mir und in mir kamen immer mehr Fragen auf. Ich war an einem Punkt, an dem ich akzeptieren konnte, dass ich eine neurotische Depression hatte und mein Psychotherapeut und ich erkunden mussten, woher diese kam. Die Zweifel, ob ich eventuell doch irgendeine schlimme Krankheit hatte, waren noch vorhanden. Aber ich war offen genug zu erforschen, ob die Symptome psychischen Ursprungs waren.

Da ich viele Gedanken und Fragen hatte, fing ich an, eine Liste der Dinge anzufertigen, die mich am meisten beschäftigten. Wobei quälen hier das bessere Verb wäre. Neben Fragen zu meiner Krankheit schrieb ich Ängste und tägliche Herausforderungen auf. Unter anderem auch Träume, die stets wiederkehrten.

Auf dieser Liste stand beispielsweise: »Sind Sie sich sicher, dass meine Schmerzen allesamt psychosomatischer Natur sind?« Mit der Antwort wollte ich mich natürlich beruhigen, wenngleich ich Angst hatte, dass auch ein Nein hätte zurückkommen können. Glücklicherweise war ich an einen sehr verständnisvollen Therapeuten geraten, der obendrein studierter Arzt war, was mir half, wenn ich Fragen zu Krankheiten hatte. Insbesondere, wie sich diese äußerten. Angefangen bei der Entstehung von Krebsviren bis hin zu diversen körperlichen Symptomen und was diese signalisierten.

Die Liste half mir, meine Ängste und Sorgen in Worte zu fassen und diese systematisch abzuarbeiten. Das mag bürokratisch klingen, dadurch vergaß ich jedoch selten etwas, was ich dringend ansprechen wollte. Und wenn das doch mal der Fall war, hatte ich nur zwei anstelle von drei Panikattacken. Ich konnte eine Vielzahl von brennenden Themen abarbeiten und mich dabei auf das Wesentliche konzentrieren. Natürlich bestanden die Sitzungen nicht alleine aus dem Abarbeiten meiner Liste. Aber wenn es die Zeit zuließ, konnte ich ein paar meiner Gedanken ansprechen. Das gab mir Sicherheit und obendrein lernte ich mich selber ausführlicher kennen. Ich fragte zum Beispiel, ob er viele Menschen behandelte, die eine neurotische Depression hatten und ähnlich wie ich diese Angst vor fatalen Krankheiten äußerten.

Selbstredend konnte er nicht auf Einzelfälle eingehen. Trotzdem erzählte er mir, dass er während seiner Karriere als Seelenklempner immer wieder Menschen, oftmals auch jüngerer Generation, behandelte, die ein ähnliches Verhaltensmuster wie meines an den Tag legten. Ich interessierte mich speziell für psychosomatische Schmerzen und erkundigte mich, ob sie bei anderen Menschen schlimmer ausgeprägt waren. Es gab mir Hoffnung, dass diese Menschen es trotzdem schafften, ihren Alltag zu meistern.

Am Ende des Tages muss sich jeder selber fragen, ob es etwas bringen würde, eine Liste mit allen Ängsten, Sorgen und Fragen anzufertigen. Ich kann mir gut vorstellen, dass manche davor zurückschrecken, um es nicht deutlich vor sich zu haben. Nachdem ich eine meiner Listen abgearbeitet hatte, warf ich sie weg, um nicht mehr dran erinnert zu werden. Fakt ist, dass ich natürlich trotzdem noch wusste, was draufstand. Jedoch konnte ich gewisse Sorgen abschließen und mich um andere Dinge kümmern. Sorgen und Schmerzen von gestern waren nicht mehr so relevant und ich konnte dem nächsten Thema meine Aufmerksamkeit widmen.

Was plagte mich jetzt? Hätte das Verhindern von unschönen Momenten in meiner Kindheit für einen gesünderen Geist gesorgt?

Natürlich hatte mein Therapeut nicht auf alles eine Antwort. Die hatte niemand. Allerdings ließ er mich nie im Regen stehen oder auflaufen. Wir redeten über alles, was mir auf dem Herzen lag und versuchten, stets eine Lösung dafür zu finden. Oder zumindest eine Variante, mit der ich zufrieden war. Eine Variante, die mich nachts schlafen ließ und mit der ich leben konnte.

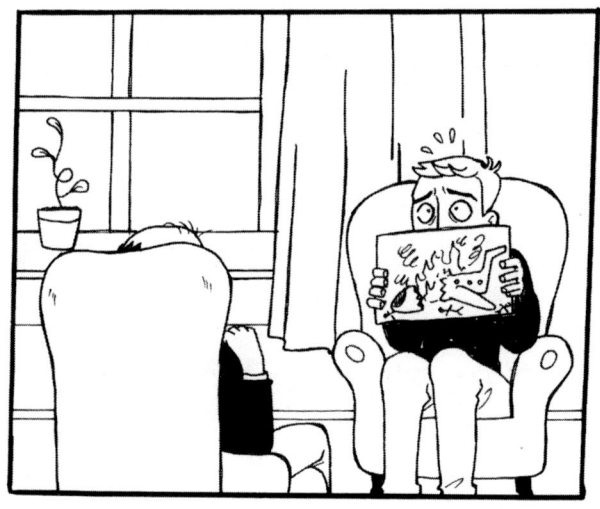

Es kann helfen, wenn Ängste konkretisiert werden. Dadurch kann der Therapeut gezielt mit einem darüber sprechen.

Der schwarze Hund

Tatsächlich habe ich bis vor Kurzem nicht vom Begriff »schwarzer Hund« als Beschreibung für eine Depression gewusst. Erst als ich anfing dieses Buch zu schreiben, stieß ich immer wieder darauf. Angefangen bei Winston Churchill bis hin zu dem Buch *I Had A Black Dog*.

Ich hatte einen Traum, der mich immer wieder wachrüttelte. Der sehr oft vorkam, und bei dem ich dachte, ich würde ihn mein ganzes Leben haben. Im Traum wurde ich von einem schwarzen Hund verfolgt. Manchmal war er so groß wie ein Bobtail, andere Male so groß wie ein Elefant. Ich rannte und kam jedes Mal an einem großen Haus an. Von außen war es lila, innen hatte es einen orangenen Ton. Mein Traumarchitekt war anscheinend kein guter Designer. Im Haus wartete stets ein älterer Herr auf mich. Er sagte mir, dass es sein Hund sei. Er heiße Krebs und jage mich, da ich Angst vor ihm habe. Aber das müsse ich nicht. Ich glaubte ihm nicht und schaute mich im Haus um. Die Regale waren leer. Die Küche war riesengroß, aber ebenfalls ohne Einrichtung.

Warum das Haus leer stand, wusste ich nicht und mein Therapeut konnte fernerhin nur mutmaßen. Vielleicht lag es daran, dass ich nichts wollte außer dem schwarzen Hund zu entkommen. Es zählte allein, dass ich in Sicherheit war und der Hund nicht an mich rankam. Meine Angst galt nicht mal seinen messerscharfen Zähnen. Wenn ich mich recht entsinne, bellte er nicht einmal und schnappte auch nicht nach mir – ich wollte ihn einfach nicht berühren. Warum, kann man sich anhand seines Namens vorstellen.

Den Traum hatte ich Ende 2016 zum vorerst letzten Mal. Ich stand im Haus und der Besitzer des Hundes sagte mir, dass sein Vierbeiner weg sei. Ich öffnete die Tür, ging nach draußen und schaute mich um. Kein schwarzer Hund in Sicht. Das markierte zwar nicht das Ende meiner Depression, aber zumindest den Anfang einer gesünderen Auseinandersetzung mit Krankheiten und viel weniger Sorgen, wenn ich mal ein Wehwehchen hatte.

Ich selber sehe meine Depression nicht als einen schwarzen Hund. Angefangen bei der Tatsache, dass ich Hunde sehr gerne mag und selber einen habe. Natürlich ruft die Assoziation „Schwarzer Hund" nicht zwingend etwas Negatives hervor. Da würde ich viel eher eine schwarze Katze als Depression beschreiben – diese kleinen, arroganten Drecksäcke. Aber für mich kristallisierte sich sehr früh das Bild eines schwarzen Teufelchens heraus.

Ein Schatten oder Abziehbild von mir, das sich mir entgegenstellte. Quasi eine dunkle Seite, die in mir drin war, nach außen kam und mein Leben zur Hölle machte, da sie mich schlichtweg nicht leiden konnte. Das hört sich jetzt gespalten an, ist es aber gar nicht. Sie kennen das bestimmt selber, wenn Sie mit sich selber reden und überlegen, warum Sie gerade ins Wohnzimmer gegangen sind. Oder Sie überlegen laut, was noch eingekauft werden muss. Das schwarze Männchen macht es nicht anders. Es ist in mir drin und wir führen eine Konversation. Meistens ohne dabei Worte zu wechseln. Denn ich bin schließlich das schwarze Männchen. Ich weiß, was in mir vor sich geht. Trotzdem hilft die Distanz zum Verständnis der der Krankheit. Insofern stelle ich mir vor, das schwarze Männchen sitzt neben mir und flüstert mir düsteren Kram ins Ohr.

Ich denke, Menschen mit einer Depression haben alle eine Möglichkeit, mit ihr umzugehen und sie sich bildhaft vorzustellen. Meine ist die dunkle Seite in mir drin. Die mir Tod und Verderben an den Hals wünscht. Ich habe keine Stimmen im Kopf, die mir zuflüstern, dass ich einen Taxifahrer umbringen soll, um Jodie Foster zu beeindrucken. Das ginge eher in Richtung Schizophrenie.

Andere stellen sie sich als einen schwarzen Hund vor. Manche bestimmt auch als schwarze Katze oder als das dumme Arschloch, das einen in der zweiten Klasse die gemischte Süßtüte geklaut hat. Oder einfach als Spiegelbild des eigenen Ichs. Fakt ist auf jeden Fall, dass es helfen kann, seine Depression als etwas Außenstehendes zu betrachten. Etwas, das einem Schaden zufügt und mit dem man lernt umzugehen.

Und irgendwann wird diese Personifizierung einfach nicht mehr da sein. Ob sie jemals ganz verschwinden wird, vermag ich nicht zu sagen. Sie wird sich vielleicht hin und wieder bemerkbar machen, zeitweise in ungünstigen Momenten, aber mit etwas Geduld und Willensstärke lässt man sich nicht mehr von ihr stören, sondern setzt den kleinen schwarzen Hund vor die Tür, verscheucht die Katze mit boshaftem Anstarren oder ignoriert das nervige schwarze Männchen einfach.

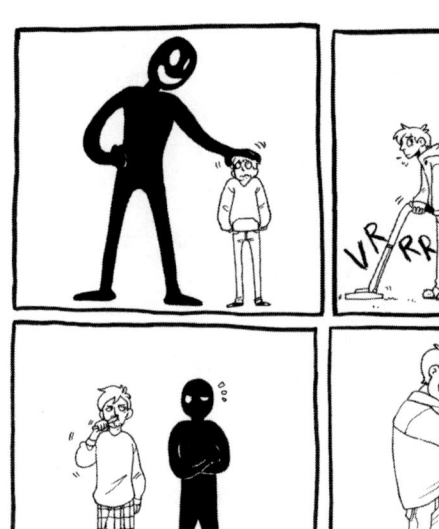
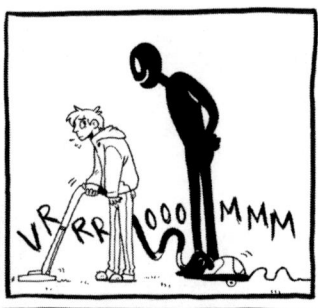
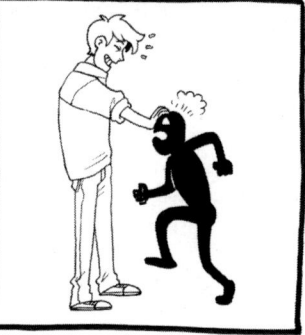

Der Knubbel

Bei mir dauerte es noch eine Weile, bis ich an einem Punkt war, das schwarze Männchen ignorieren zu können, denn im Mai 2015 erlitt ich einen herben Rückschlag und war erneut meiner irrationalen Angst schutzlos ausgesetzt. An diesen Monat erinnere ich mich noch so gut, da ein ganz bestimmtes Videospiel rauskam: *Witcher 3: The Wild Hunt*. Der Hexer von Rivia hatte mich in seine Welt gezogen, aus der ich ohne Vorwarnung rausgerissen wurde. An meinem Hals entdeckte ich einen kleinen Knubbel. Unter der Haut, nicht darauf. Durch meine Akne wusste ich, wie Pickel aussahen und sich anfühlten. Das war definitiv kein Pickel und auch keine Ablagerung. Das war unter der Haut. Ungefähr so groß wie eine Erbse, fühlte es sich angeschwollen und verhärtet an.

Wie gerufen, erinnerte ich mich an Artikel aus dem Internet. Über Lymphknoten und was diese aussagen könnten. Das Fiese an diesem Knubbel: Der Fortschritt, den ich bis hierhin gemacht hatte, war auf einmal wie weggeblassen. Meine Angst, es könnte durch den Knubbel doch eine physische und keine psychische Krankheit sein, war so stark wie eh und je, und das schwarze Männchen baute sich bedrohlich vor mir auf.

Tausende Schreckensszenarien schossen mir durch die Rübe und ich bat meine Frau darum, ebenfalls zu fühlen, was das denn sein könnte. Sie fühlte und versuchte mich zu beruhigen. Das werden schon nichts Dolles sein. Eventuell sei ich einfach nur erkältet. Aber ihre Worte kamen bei mir nicht an. Urplötzlich waren die Sorgen wieder real und ich fühlte mich bestätigt. Glücklicherweise hatte ich am nächsten Tag eine Sitzung. Doch an Schlaf war nicht zu denken. Die Nacht verbrachte ich hellwach und mit aufgerissenen Augen. In meinem Kopf spielte immer der gleiche Film: Die Erbse wird mein Untergang sein!

Zu diesem Zeitpunkt hatte ich mich wenig mit Medizin auseinandergesetzt und noch weniger mit den Funktionen meines Körpers. Die wichtigsten konnte ich instinktiv, von daher erschien es mir nie sonderlich prioritär zu wissen, was Lymphknoten denn jetzt genau machen. Dass die Erbse überhaupt so ein Lymphknoten sein könnte, überzeugte mich ebenfalls nicht. Es könnte auch ein klitzekleiner Tumor sein, der sich am Hals festgebissen hatte und mich jetzt innerlich auffraß.

An diesem Punkt wurde es gefährlich, denn schlagartig kam mir der extrem bescheuerte Gedanke, ihn selber zu entfernen. Nur wie? Das schwarze Männchen stand mir beratend zur Seite und schlug das japanische Fleischmesser vor. Das sei scharf genug. Den Gedanken verwarf ich zum Glück relativ schnell, als ich merkte, was für einen Schaden ich anrichten konnte.

Mein nächster Termin beim Therapeuten war endlich gekommen und ich konnte nicht anders, als nur über den Knubbel zu reden. Mein Psychosenfachmann hatte glücklicherweise etwas sehr Beruhigendes und Pragmatisches an sich. Dank seiner Ausbildung zum Mediziner konnte er mir erklären, womit ich es zu tun hatte. Zumindest auf theoretischer Ebene, denn er durfte mich weder untersuchen noch irgendeine Diagnose stellen – was schlicht daran liegt, dass er offiziell als Psychotherapeut arbeitet und nicht als Arzt für innere Medizin. Ähnlich wie Tierärzte, die einen problemlos einen Zahn ziehen könnten, aber dann ebenfalls ihre Lizenz verlieren.

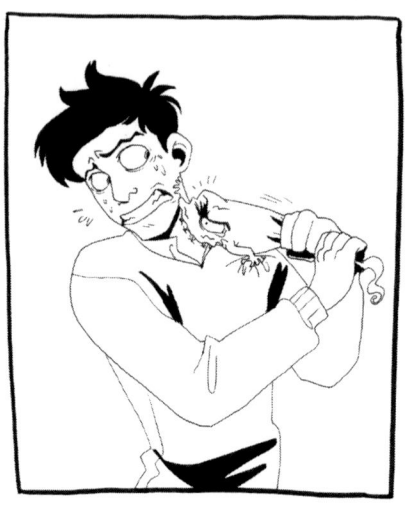

Aber es war mit hoher Wahrscheinlichkeit ein Lymph-knoten. Um Gewissheit zu erlangen, dürfte ich aber gerne meinen Hausarzt aufsuchen. Das tat ich dann auch, denn dieser blöde Knubbel gab mir keine Ruhe mehr. Ohne große Überraschung war sein Ergebnis dasselbe: Ungefährlicher Lymphknoten.

Von morgens bis abends fummelte ich an ihm rum. Versuchte ihn zu zerdrücken, überlegte, wie er entfernt werden könnte und war kurz davor, die allwissende Suchmaschine zu befragen. Doch das Internet nutzte ich nicht mehr für medizinische Ratschläge. Am Ende des Tages war es nämlich entweder immer Krebs oder irgendwas seltenes, Exotisches, das man bekam, wenn man sich die Chemtrails am Himmel anschaute, ohne dabei einen Orgoniten unterm Arm zu tragen.

Ich habe monatelang immer wieder diesen Knubbel erfühlt und mir mehr als eine Expertenmeinung eingeholt. Die deckte sich aber stets mit der meines Hausarztes und schließlich auch mit der meines Therapeuten: Lymphknoten – oder vielleicht überschüssiges Gewebe unter der Haut. Tatsächlich vorhanden, aber komplett ungefährlich und nicht der Rede wert. Das hielt mich nicht davon ab, von der Angst völlig besessen zu sein.

Wenn ich daran zurückdenke, muss ich über mich selber lächeln. Trotz der einhelligen Expertenmeinung war ich komplett ruhelos und ließ meine Tage und Wochen von diesem kleinen Knubbel bestimmen, da er mir so viel Angst machte. Natürlich war er nur ein Ausdruck meiner neurotischen Depression und der Fokus meiner Sorgen und Irrationalität. Gerade deswegen sorgte er aber für so viel Unruhe.

Da half es dann auch nicht, dass meine Therapie Mitte 2015 wieder vorbei war. Trotz Protestierens meinerseits und der bitteren Sorge, alleine gelassen zu werden, wurde ich zurück in die Welt geschickt. Mein Therapeut glaubte an mich und meine Fähigkeit, fortan alleine mit meiner Depression klarzukommen. Das lag vor allem an meinen Fortschritten und meiner zurückgewonnenen Fertigkeit, wieder rationaler an meine Gedanken ranzugehen.

Wenn das schwarze Männchen anklopfte, öffnete ich nicht mehr sofort die Tür oder brach direkt in Angstzustände aus, sondern klopfte erst mal genau ab, was es überhaupt wollte. Oftmals reichte es, wenn ich nur in meinem Kopf die rationalen Punkte durchging, um dann etwas beruhigter zu sein.

Klar, gerade die Anfangszeit war von viel Unsicherheit geprägt. Ich fühlte mich einsam und anders als mein Seelenheiler hatte ich keinen Glauben an meine Fähigkeiten. Tatsächlich war ich mir sicher, dass ich relativ schnell zurück auf seiner Couch landen würde. Glücklicherweise ließ er die Notfalltür offen. Sofern ich es für wichtig erachtete, könnte ich eine der Notfallsitzungen wahrnehmen und mit ihm über alles reden, was mich bedrückte.

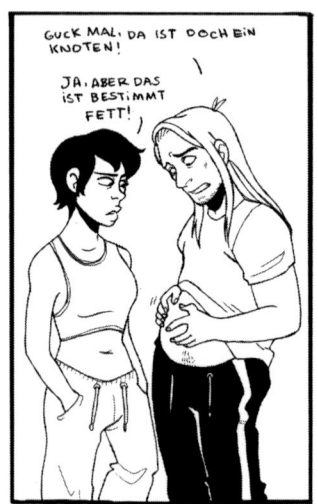 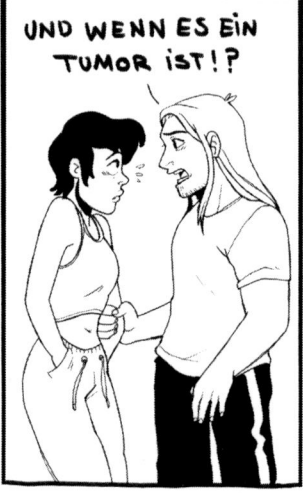

Trotzdem war das eingangs nur ein schwacher Trost. Mein Netz unter dem Trapez des Lebens fehlte mir und damit musste ich lernen klarzukommen. Ich versuchte mich mit Sport, Meditation und Arbeit abzulenken. Dieses Zeitvertreibstrio half mir, mich auf andere Dinge zu konzentrieren und den Fokus etwas von den eigenen Gebrechen abzulenken.

Doch das Beenden der Therapie und die daraus resultierenden freien Donnerstage erfüllten mich erst einmal mit purer Lethargie. Ich wusste nicht, was ich machen sollte. Natürlich hätte ich bitten oder gar betteln können, aber das wollte ich nicht. Alleine deswegen, da mir ja zugetraut wurde, wieder auf eigenen Beinen stehen zu können. Somit fasste ich den Entschluss, es zumindest zu probieren und zu schauen, was passieren würde.

Die ersten Wochen waren schwer. Die Liste, die ich pflegte, fiel weg, da ich niemanden mehr hatte, der mir meine Fragen auf diese Art und Weise hätte beantworten können. Negative Gedanken musste ich ab jetzt alleine einsortieren und war plötzlich wieder stärker verunsichert, wenn sich ein Wehwehchen breitmachte.

Das Schlachtfeld in meinem Kopf hatte keinen Unterstützer mehr. Ich stand meiner dunklen Seite wieder alleine gegenüber, die sich natürlich hellauf freute. Mit Begeisterung verpasste sie mir Magenschmerzen und sorgte für Panikattacken. Die Nächte schienen wieder länger und die Tage trostloser zu werden. Doch langsam aber sicher, fing ich an, damit klarzukommen. Ich konzentrierte mich auf das, was ich gelernt hatte und auf die Möglichkeiten, die ich hatte, meiner Angst Herr zu werden. Sei es das Zählen bis Vier oder das rationale Hinterfragen meines Zustands. Ich rief mir ins Gedächtnis, was der Auslöser für meine Depression war und wie sich die neurotische Variante äußerte. Und mit der Zeit begann alles mehr Sinn zu machen. Die Logik hielt immer mehr Einzug in mein Leben und ich schaffte es, das schwarze Männchen weiter auf die hinteren Reihen zu verbannen. Es war zwar noch ein langer, schwieriger und teilweise auch schmerzhafter Weg, bis es auf den billigen Plätzen saß, aber ich merkte, dass ich auf dem Weg der Besserung war. Die Welt war nicht mehr schwarz und weiß.

Zum ersten Mal bemerkte ich, was ich alleine schaffen konnte. Für einen Moment hatte ich Hilfe gehabt und wurde auf das Leben mit einer Depression vorbereitet. Jetzt musste ich diese Vorbereitung nur umsetzen und anpacken. Auch wenn ich noch nicht vollends überzeugt war, dass ich das schaffen konnte, hatte ich meinen Mut wiedergefunden. Für das Zähmen des schwarzen Männchens und für viele andere Vorhaben. Ich besann mich auf meine Ziele und Wünsche, die ich hatte. Seit Jahrzehnten möchte ich ein Buch veröffentlichen. Ich will Standup auf den Bühnen Deutschlands vortragen – und mich dabei an amerikanischen Vorbildern wie George Carlin orientieren. Ich will mehr Zeit in meine Sammlung an Plastikmüll investieren. Noch mehr Abenteuer mit den Kiddies, also meinem Neffen und meinen Nichten, erleben. Ich hatte auf einmal einen Tatendrang, den ich vorher nie besessen hatte.

Der Status Quo war gebrochen und mein altes Leben war weg. Ich war ein Jahr lang mit einer starken Depression durch die Welt gegangen und hatte schon fast keinen Ausweg mehr gesehen. Monate meines jungen Lebens hatte ich auf der Couch verbracht ohne produktiv zu sein. Hatte mich von der Angst übermannen und in die Ecke drängen lassen. Dabei habe ich heutzutage kaum noch eine Erinnerung an die ganz schlimmen Tage und Wochen. An die Nächte sowieso nicht. Ich weiß nur noch: Ich konnte meine Leidenschaften nicht weiterverfolgen und sah keinen Sinn mehr in alltäglichen Aktivitäten und meinen Hobbys.

Doch das war jetzt vorbei. Ich wollte mein altes Leben gar nicht mehr wiederhaben. Der Junge, der die meiste Zeit seines Tages vor dem PC oder der Konsole saß, um Videospiele zu spielen, wenn er nicht gerade mit Arbeit beschäftigt war, wollte ich nicht mehr sein.

Der ab und an mal rausging, aber die meiste Zeit mit Daddeln und Glotzen verbracht hat – das wollte ich zwar weiterhin machen, aber in geringerem Maße. Die Depression hat mir gezeigt, wie schnell es passieren kann, dass man urplötzlich nicht mehr imstande ist, das zu tun, was man möchte. Sei es das Verfolgen der eigenen Ziele oder einfach ein stinknormales Leben zu leben.

Das alte Ich, dem ich so hinterhergetrauert hatte, interessierte mich nicht mehr. Ich warf viele alte Eigenschaften, die mir nicht gefielen, ab, und ging zum ersten Mal wirklich hinaus in die Welt. Zu oft habe ich in der Vergangenheit auf Menschen gehört, die mir geschadet haben. Habe versucht, es allen recht zu machen. Habe mich mit Leuten umgeben, die »Warum?« anstelle von »Warum nicht?« gefragt haben. Aber am allerwichtigsten: Ich habe alles vor mich hergeschoben. Doch das hatte jetzt ein Ende gefunden.

Denn wenn ich meine Ziele nicht verfolge, wird es niemand tun. Und eines dieser Ziele halten Sie gerade in den Händen.

Danke Kiddies

Ich selber habe noch keine Kinder. Aber das macht nichts, denn mein Neffe und meine Nichten halten mich genauso auf Trab. Da ich behaupten würde, jemand zu sein, der immer noch an seinem inneren Kind festhält, habe ich eine sehr gute Beziehung zu den Kleinen. Darüber hinaus bin ich der coole Onkel, glaube ich zumindest, der Videospiele testet und ganz viel tollen Spielzeug-Kram bei sich rumstehen hat.

Das Schöne an Kindern ist ihre Unvoreingenommen- und Offenheit. Egal, wie es einem geht, entweder bemerken sie es und versuchen einen aufzuheitern oder sie merken es nicht und heitern einen trotzdem auf. So oder so, behandeln sie einen stets gleich. Alle drei haben mir immer wieder in meinen schwierigsten Zeiten geholfen. Ohne es zu wissen. Mein Neffe, indem er mit mir gespielt, mich geärgert und allgemein gute Laune verbreitet hat. Er und ich haben eine lange Historie. So lang die Historie mit einem 8-jährigen eben sein kann. Meine Schwester hat ihn in einem recht jungen Alter bekommen und meine Frau und ich haben daher unsere Hilfe angeboten und standen ihr zur Seite. Dadurch haben wir des Öfteren auf ihn aufgepasst, als er noch ein kleiner Säugling mit dem Gedächtnis einer Garnele war.

Meine zweitjüngste Nichte hat eine komplett unbefangene und sehr unschuldige Art an sich, die mich oft zum Lachen bringt. Gesunde Neugierde gepaart mit kindlicher Unwissenheit erzeugt sehr amüsante Fragen: »Wieso hat dein Hund hinten zwei Löcher?«. Insbesondere, wenn Kinder dabei brutal ehrlich und trotzdem putzig sind. So würde ich sie zumindest beschreiben.

Dazu erinnert sie mich an meine älteste Schwester, was je nach Situation entweder Fluch oder Segen ist.

Der Jüngsten und Kleinsten im Bunde wird am wenigsten bewusst sein, wie sie mir geholfen hat. Und dran erinnern wird sie sich mit hoher Wahrscheinlichkeit ebenfalls nicht. Sie wurde Ende 2013 geboren und war dementsprechend noch ein Baby, als meine Depression diagnostiziert wurde. Das heißt, dass sie noch ins Bett getragen und in den Schlaf geschaukelt werden musste. Nicht immer, aber hin und wieder.

Da ich in Babykram schon Erfahrung durch meine jüngeren Schwestern und natürlich auch meinem Neffen und meiner anderen Nichte hatte, übernahm ich die Aufgabe gerne. Wer keine Kinder mag oder mit dem ganzen Thema rein gar nichts anfangen kann, wird hier natürlich nur gähnen – oder angewidert sein. Aber ein kleines Kind auf dem Arm zu haben, welches kurz davor ist einzuschlafen und dann schließlich tatsächlich pennt, ist eines der schönsten Gefühle, das man haben kann. Zumindest für Menschen, die keine Kinderhasser sind.

Für einen kurzen Augenblick ist die Welt einfach okay. Man fühlt inneren Frieden und ist für einen Moment beruhigt.

Auch wenn sich das jetzt alles sehr schnulzig liest, möchte ich erneut festhalten, dass Hilfe in jedweder Form erscheinen kann. Zu Beginn meiner Depression konnte ich mich kaum auf die Kiddies konzentrieren und hätte auch nicht gedacht, dass sie mir mal behilflich dabei sein würden, meine Genesung zu beschleunigen. Tatsächlich musste ich für kurze Momente nicht an meine Ängste denken. Leider gab es auch Augenblicke, in denen meine Panik mich übermannte. Trotzdem konnte ich dann meistens einen kühlen Kopf bewahren. Wenn es gar nicht anders ging, bin ich wieder nach Hause oder habe mir ein stilles Plätzchen gesucht.

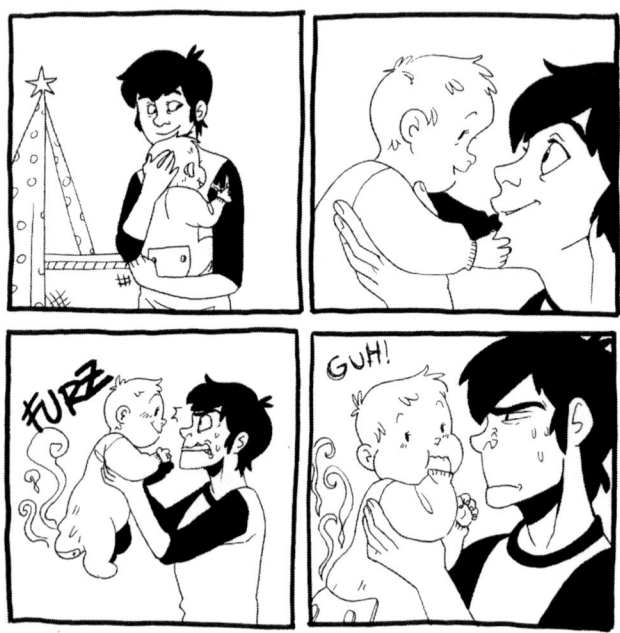

Alte Freunde und Bekannte

Ich bin schon früh mit psychischen Erkrankungen in Kontakt gekommen, aber zum Glück nicht aus eigener Erfahrung, sondern durch Menschen, die mir nahestanden.

In meiner Jugend hatte ich eine sehr gute, wenn nicht sogar beste Freundin. Sie kam leider nicht aus dem Ort, in dem ich wohnte, sondern von weiter her. Wir hatten uns über einen gemeinsamen Freund kennengelernt und direkt sehr gut verstanden. Von vorneherein war klar: Wir sind gute Freunde. Wir konnten über alles reden, ohne irgendwelche Zweideutigkeiten oder versteckte Botschaften zu argwöhnen. Als wir schon ein paar Jahre befreundet waren und unsere Kommunikation hauptsächlich aus den damaligen Mitteln des Internets bestand – Programme wie WhatsApp oder Facebook gab es noch nicht – offenbarte sie mir eines Tages, dass es ihr psychisch nicht gut ginge. Tatsächlich hatte ich zu diesem Zeitpunkt schon mit mehr als einer Person über mentale Krankheiten gesprochen. Das lag aber vor allem daran, dass mich die Thematik schon immer fasziniert hatte. Körperliche Krankheiten schienen mir offensichtlich: Bakterien oder Viren befallen den Körper. Aber woher stammt beispielsweise eine Psychose? Wie kann es passieren, dass mehr als eine Person in der eigenen Birne lebt? Ich habe viel zum Thema gelesen und dachte mir deswegen: Ich kenn mich da aus.

Nachdem sie und ich ausgiebig darüber gesprochen und diverse Geschichten ausgetauscht hatten, die uns Unbehagen bereiteten, eröffnete sie mir, dass sie glaubte, an Schizophrenie zu leiden. Dies äußerte sich dadurch, dass sie immer wieder Stimmen höre. Diese befahlen ihr aber glücklicherweise nicht, irgendwen umzubringen. Viel eher waren sie ein Sprachrohr ihrer Vergangenheit. Einschneidende Momente, die sie nicht verarbeitet hatte und die immer wieder durchsickerten. Ich versuchte diese Augenblicke zu analysieren, was rückwirkend großer Schwachsinn war. Denn ich bin kein Psychotherapeut und habe auch sonst keinerlei Ausbildung. Es ist ehrbar, wenn man für jemanden da ist und ein offenes Ohr hat. Aber niemand sollte gezwungen werden mehr preiszugeben, als er beziehungsweise sie möchte. Kein »Komm, erzähl mir mal mehr«, denn das hat meistens den gegenteiligen Effekt und sorgt für weniger Vertrauen und Unwohlsein. Tun Sie nicht so, als seien Sie Experte auf dem Gebiet und sagen dann Dinge wie »Keine Sorge, dass ist alles nur in deinem Kopf«. Denn das wissen wir! Zumindest wenn wir irgendwann von selber draufkommen. Und wenn wir noch nicht an diesem Punkt sind, macht es noch weniger Sinn zu sagen, dass es so sei. Natürlich ist es in unserem Kopf. Aber was viele nicht verstehen: Nur, weil es im Kopf passiert, heißt das nicht, dass es nicht echt ist. Denn die Ereignisse, die uns an diesen Punkt gebracht haben, haben stattgefunden. Die Schmerzen, seien sie psychosomatischer oder anderer Herkunft, spüren wir trotzdem. Es hilft also nicht zu unterstreichen, dass es nur im eigenen Gehirn stattfindet.

Aus diesem Grund nennt man es ja eine mentale Krankheit. Deswegen ist sie genauso ernst zu nehmen wie jede andere Erkrankung. Jemandem zu sagen, dass es nicht real sei, da es nur in der eigenen Gedankenwelt vorkomme, ist schlichtweg ein Nicht-Ernstnehmen und sorgt dafür, dass die Schuldgefühle und das eigene Unverständnis, was in einem vor sich geht, immer stärker werden. Denn viele Menschen, die unter einer Depression oder einer anderen psychischen Krankheit leiden, möchten damit nicht konfrontiert werden oder wollen es nicht wahrhaben.

In meinem jugendlichen Leichtsinn und durch mein angeeignetes Expertenwissen, sagte ich meiner Freundin: »Keine Sorge, das ist alles nur in deinem Kopf.« Wahrscheinlich eine der schlimmsten Antworten, die ich auf ihre Geschichte hätte geben können. Obwohl sie es mir damals verheimlichte, fand ich später heraus, dass diese Erwiderung sie komplett zerstörte. Das lange Gespräch, das wir zu dem Thema geführt hatten und das Gefühl, dass ich ihr ein wenig helfen würde, zerbrach umgehend. Ich war wie die anderen Menschen, die sie nicht ernst nahmen und ihr sagten, sie soll sich zusammenreißen. Schließlich sei das alles nur ein Hirngespinst. Natürlich wollte ich das niemals so zum Ausdruck bringen, sondern ihr versichern, dass alles gut wird. Doch so kam das bei ihr nicht an. Stattdessen hatte ich eine Brücke niedergerissen, die wiederaufgebaut werden musste. Wobei wir uns danach relativ schnell aus den Augen verloren. Wahrscheinlich zog sie sich unbewusst von mir zurück. Dem Experten, der sich damit auskennt, weil er was darüber gelesen hat. Alleine bei diesem Gedanken ekle ich mich vor mir selber: »Dein Blinddarm muss raus? Keine Sorge, habe darüber letztens eine Doku gesehen. Bring mir das japanische Küchenmesser. Einmal mit Bier abschütten, damit es desinfiziert ist.«

Meinen Fehler erkannte ich relativ schnell, da ich durch meine Neugierde immer wieder auf Menschen stieß, denen es psychisch nicht gut ging. Beispielsweise als ich im Internet über Multiple Persönlichkeitsstörungen las, stieß ich auf eine Webseite, die von einer jungen Dame geführt wurde, die selber damit zu kämpfen hatte.

Dort fand sich auch die Möglichkeit, mit ihr zu chatten. Misstrauisch, da es ja ebensogut ein übler Scherz hätte sein können, aber immer noch neugierig, schrieb ich sie an. Wir quatschten über alles Mögliche und ich fragte irgendwann frei heraus, woher sie denn wisse, dass sie eine multiple Persönlichkeit habe. Sie begann von ihrer Vergangenheit zu erzählen. Dunkle Geschichten, die voller Schicksalsschläge und magenherumdrehender Momente waren. Sie erklärte, dass die eigentliche Frau, die im Körper war, sich durch ihre starke Depression zurückgezogen hatte und daher jemand anderer übernehmen musste. Neben ihr seien noch eine Handvoll anderer Menschen im Körper.

Leider musste sie wenig später ihre Webseite aus dem Netz nehmen. Sie war Drohmails ausgesetzt. Von Menschen, die ihr nicht glaubten und ihr unterstellten, sie wolle nur Aufmerksamkeit erheucheln. Kontakt hatte ich danach keinen mehr zu ihr, da sie sich in eine Klinik einweisen ließ.

Durch diese und noch weitere Erlebnisse hielt ich mich für jemanden, der dem Thema Depression und insbesondere mentale Krankheiten gewappnet ist. Trotz der Scherze »Irgendwann passiert das auch mir«, dachte ich, dass ich durch mein angeeignetes Wissen und die Erlebnisse aus zweiter Hand davor gefeit sei. Woher dieser blauäugige Gedanke kam, kann ich nicht sagen. Tatsächlich bin ich aber jemand, der oftmals zu gutgläubig durchs Leben geht. Auch wenn ich das niemals zugeben würde.

Viele Menschen wissen nicht, wie sie mit dem Thema Depression oder anderen sensiblen Themen umgehen sollen.

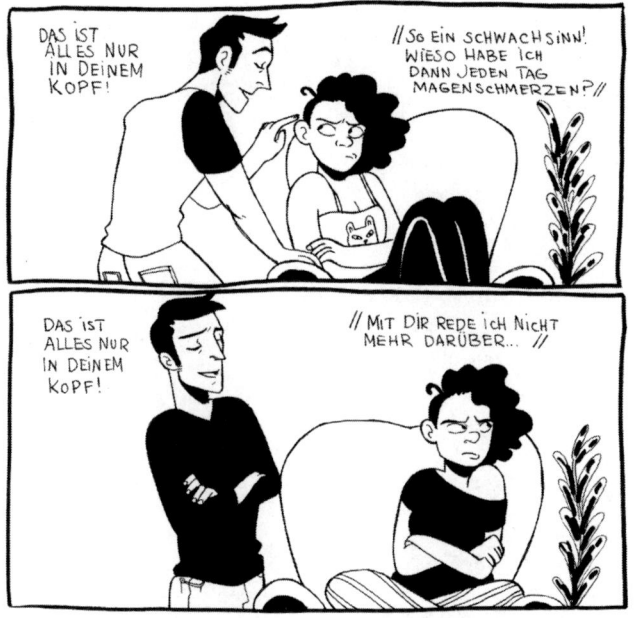

Das ist vollkommen okay und niemand sollte sich gezwungen fühlen, mit einer Thematik konfrontiert zu werden, die ihm Unbehagen bereitet.

Auf der anderen Seite gibt es aber auch Menschen, die gerne über Themen reden, mit denen sie sich nicht auskennen, sondern nur durch einen Artikel im Internet oder weil die Freundin mal so was hatte glauben, dass sie voll den Durchblick haben. Wer eine Depression hat, wird mit hoher Wahrscheinlichkeit so einem Menschen bereits begegnet sein. Dann fallen Worte wie: Das kenne ich gut, hast du mal versucht dich auf einen Gedanken zu konzentrieren, so gut du kannst? Meiner Freundin hat das geholfen! Oder auch sehr beliebt: Eine Panikattacke ist echt nicht schlimm. Ich habe darüber in der Uni gelesen. Was? Nein, selber hatte ich noch keine!

Mir geht es keineswegs darum, dass man die Fresse halten oder nicht helfen soll. Aber wenn man helfen möchte, sollte man sich auf seine Stärken verlassen. Einfach nur da sein, jemanden in den Arm nehmen oder versuchen anderweitig abzulenken, ist manchmal schon ausreichend. Aber das wissen wir ja bereits. Hingegen nicht hilfreich ist es, wenn man seine Halbwahrheiten, aufgeschnapptes Wissen und logisches Denken benutzt, um Betroffenen damit zu helfen. Erst recht nicht, wenn es aus Belehrungen und dem Aufdrücken des selbsterarbeiteten Wissens zur Krankheit geht. Darauf kann allgemein verzichtet werden. Genau wie auf den Social-Media-Beitrag der entfernten Bekannten, in dem steht, dass Bernsteinketten gegen HIV helfen.

Natürlich möchte ich damit nicht jeden kategorisch ausschließen, der denkt, eventuell einen guten Tipp zu haben. Aber im Vorfeld zu fragen, ob drüber geredet werden möchte, sollte drin sein. Denn wenn die betroffene Person nicht empfänglich für diese Art Gespräch ist, bringt das leider niemandem was. Eine bessere Möglichkeit wäre, sich als offenes Ohr anzubieten. Ohne sich aufzudrängen. Einfach ein: »Wenn du reden willst, ganz egal über was, wende dich gerne an mich«, hilft mehr, als ein: »Ich habe einen Freund, der hatte das auch, kenne mich da suuuuuper aus.« Nach so einem Satz sollte es übrigens keine Überraschung sein, dass sich solche Menschen kein bisschen damit auskennen und anscheinend auch die nötige Empathie und Selbstreflexion fehlt, um nur ein sinnvolles Wort rauszubringen. Aber ich möchte weder wütend klingen noch jemandem zu nahetreten. Ich bin mir sicher, dass es einige Menschen dort draußen gibt, die gerne helfen würden, sich aber nicht sicher sind, was sie machen können. Zuhören, ohne etwas Wertendes zu sagen, zu urteilen oder zwingend einen Tipp loswerden zu müssen, ist auch eine gute Alternative, wenn man nicht weiß, was man antworten soll. Zuhören ist allgemein eine gute Alternative.

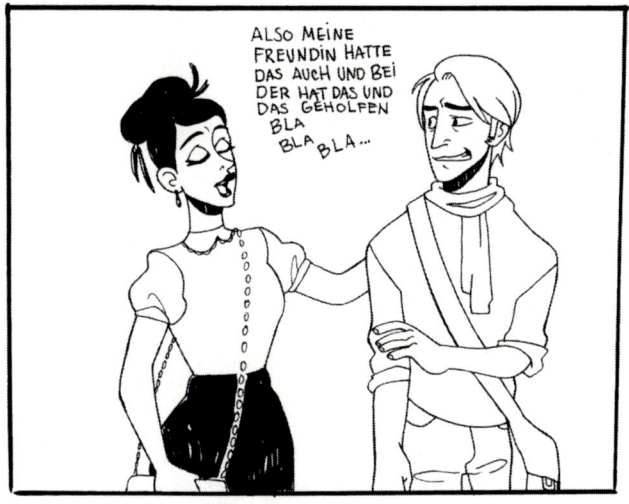

Zuhören ist eine gute Möglichkeit für jemanden da zu sein. Man muss weder seine Meinung abgeben noch seinen Expertenrat äußern. Erst recht nicht ungefragt.

Depressionserzählungen

Jemandem zu erzählen und verständlich zu machen, dass man unter einer Depression leidet, ist mitunter ein sehr schweres Unterfangen. Angefangen bei der eigenen Persönlichkeit, also ob man gerne Schwäche preisgibt, bis hin zur Person, der man es erzählen möchte. Egal ob Familienmitglied, Freund, Freundin, Hund oder anderen – die Reaktion ist selten vorhersehbar. Verständlicherweise weiß man bei manchen Menschen schon, ob sie positiv reagieren werden – aber das nur in seltenen Fällen.

Um jemandem sagen zu können, dass man eine Depression hat, muss man es erst einmal wissen und bereit sein, darüber zu reden. Zum Beispiel, um jemandem zu erklären, warum man gerade keinen Antrieb für Unternehmungen hat oder sich vielleicht sogar entschuldigt, da man mit einer Situation nicht anders umgehen konnte.

Viele Menschen, die unter einer Depression leiden, und ich nehme mich da nicht aus, haben sowieso sehr oft das Bedürfnis, sich für etwas entschuldigen zu müssen. Das liegt insbesondere daran, dass man Sorge hat, Leuten zur Last zu fallen oder dazu beizutragen, dass es anderen nicht gut geht. Man könnte es harmoniesüchtig nennen. Dabei entscheidet man sich lieber, einmal mehr den Mund zu halten und einzustecken, damit es anderen nicht schlecht geht.

Diesen Menschen zu erklären, was in einem vor sich geht, ist alles andere als einfach. Speziell, da Betroffene es selber nicht immer in Worte fassen können. Es ist schwierig seinen geistigen Zustand zu verbalisieren, wenn sich dieser wie eine Mischung aus Trostlosigkeit und Hoffnungslosigkeit anfühlt. Gedanken, wie »Werde ich überhaupt ernst genommen, wenn ich das alles erzähle?« oder »Denkt er etwa, dass ich zu dick auftrage und übertreibe?« schießen einen neben zigtausenden anderen Szenarien durch den Kopf. Von daher ist es wichtig, dass man, sofern der Entschluss feststeht, darüber zu reden, mit einer Person spricht, bei der man sich sicher ist, dass man es ihr erzählen möchte.

Klar gibt es einen Unterschied zwischen »Ich habe eine Depression«, und »Ich habe eine Depression, weil…«. Jeder muss für sich entscheiden, inwieweit es angemessen und angebracht ist, sich dem Gegenüber zu öffnen. Das Gegenüber sollte das Anliegen aber ernstnehmen und im besten Fall Empathie zeigen. Wie bereits besprochen, ist es sinnlos und zudem verletzend, mit Floskeln und Pseudowissen zu reagieren. Im schlimmsten Fall sagt man besser gar nichts, nickt und bedankt sich für die Offenheit.

Aber das eigentliche Erzählen und den Mut zu haben, sich anderen zu öffnen, ist eine große Herausforderung und ein noch größerer Schritt. Denn psychische Erkrankungen sind immer noch nicht in der Gesellschaft angekommen. Sie werden oft tabuisiert und dumme Menschen reagieren mit Ignoranz und Schulterzucken. Als jemand, der unter Akne leidet, habe ich damals mehr als einmal Kommentare zu hören bekommen, wie »Nur unhygienische Menschen haben Akne«. Und das Äquivalent habe ich auch für die Depression gehört: »Nur unhygienische Menschen haben eine Depression.«

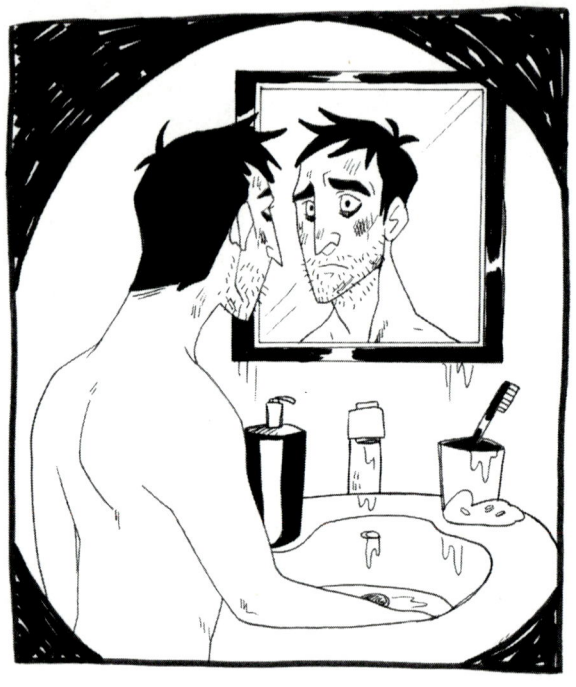

Es ist insbesondere schwer, da eine der größten Ängste darin besteht, dass man nicht anders als psychisch-gesunde Menschen wahrgenommen oder behandelt werden möchte. Wer aber empathische Freunde hat, weiß, dass das ganz von alleine passiert. Das ist nicht schlimm und kein Dauerzustand. Zudem ist es keine Schande Hilfe anzunehmen und genauso wenig sollte man seine Freunde und Familie dafür verdammen, wenn sie einmal mehr fragen, ob alles okay ist.

Klar, »Wie geht es dir?« ist eine der nervigsten Fragen aller Zeiten, wenn man unter einer Depression leidet. Mal davon abgesehen, dass man selber nicht weiß, was man antworten soll, reagiert man zumeist mit einem Schulterzucken oder »Passt schon«. Oder, um die gute Laune der Mitmenschen zu wahren, beteuert man, dass es einem gut geht. Aber es ist okay, einfach mal zu sagen »Mir geht es mies« oder »Gerade geht's mir richtig scheiße«. Wenn der Fragesteller damit nichts anfangen kann, dann weiß er zumindest für die Zukunft, dass er nicht mehr fragen sollte.

Selbstredend kann ich dabei immer nur von mir ausgehen und räume auch ein, dass es bestimmt Menschen gibt, die kein Problem mit der Frage haben. Aber zumindest meine Erfahrung zeigt, dass sie oftmals eher kontraproduktiv ist und weder ein Gespräch anregt, noch willkommen ist.

Ich habe wenigen Menschen von meiner Depression erzählt. Ich habe noch weniger Menschen von den Details meiner Depression erzählt. Das liegt einerseits daran, dass ich selten das Gefühl hatte, darüber reden zu wollen und andrerseits immer die Sorge mitschwang, anderen damit auf die Nerven zu gehen. Rückblickend ist das natürlich Schwachsinn. Zumindest bei Freunden und manchen Verwandten. Denn einige konnten von ähnlichen Erlebnissen berichten oder fanden hilfreiche Worte.

Leider habe ich es auch Menschen erzählt, bei denen ich es irgendwann bereut habe. Wobei bereuen ein doofes Wort ist. Ich bin ein erwachsener Mensch und stehe zu meinen Entscheidungen. Wenn ich mir unsicher bin oder glaube, ich sollte etwas sein lassen, dann mache ich es auch nicht. Zumindest in 98% der Fälle. Und bei den anderen 2% kommt am Ende hoffentlich eine gute Geschichte bei raus!

Aber auch ich bin dann auf Menschen getroffen, die mir erzählten, sie würden sich damit auskennen oder einfach drauflosplapperten, ohne dass ich um ihre Meinung gebeten hatte. Bereut habe ich es nicht, aber ich habe mich zumindest ordentlich geärgert. Gerade, wenn einem dann irgendwann entgegnet wird: »Du schiebst doch nur deine Depression vor« oder »Jaja, ich weiß, dass du depressiv bist«, ist es Zeit, die Person abzusägen. Denn Menschen, die einem Schuldgefühle einreden, weil man eine Depression hat oder einem vorwerfen, man nutze die Krankheit aus, sorgen nur dafür, dass sie genährt wird. Von daher sollte Sie immer gut überlegen, wem Sie von Ihrer Depression erzählen.

Mit den Zeilen, die in diesem Buch stehen, erzähle ich Ihnen von meiner Depression und gebe Ihnen einen detaillierten und intimen Einblick in mein Leben. Anfangs habe ich überlegt, ob ich überhaupt so weit ausholen und so viel erzählen soll. Doch die Antwort erschien mir dann doch sehr leicht: Na klar. Denn ich möchte anderen helfen, die dasselbe durchmachen. Ich habe die Erfahrung gemacht und kann sie weitergeben und manchen somit hoffentlich ein bisschen Sorge nehmen und ein wenig Zuversicht vermitteln.

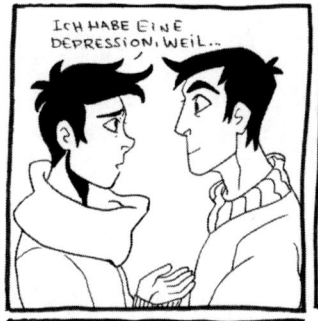

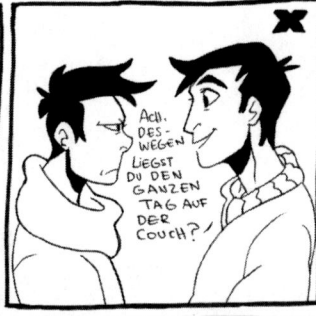

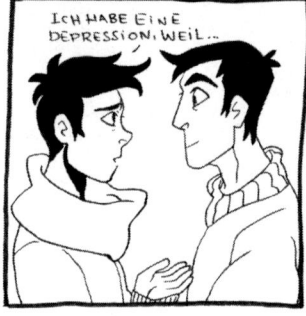

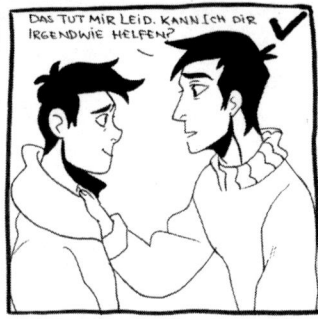

145

Keine Macht den Drogen

Ich trinke so gut wie nie alkoholische Getränke. Bier schmeckt mir nicht und für edle Tropfen bin ich zu geizig. Außerdem hatte ich beim Großwerden keine guten Vorbilder, was das verantwortungsbewusste Trinken angeht. Auf sozialen Events wie Geburtstagen oder ähnlichen Feiern trinke ich dann aber schon mal. Besoffen war ich erst zweimal in meinem Leben. Einmal von Bier, da ich mich dem Gruppenzwang hingegeben habe. Und das andere Mal, weil ich eine Ehrenrunde in der Schule drehen musste und im Kühlschrank Ouzo gefunden habe. Geraucht habe ich noch nie und auch keinerlei Interesse dran. Riecht nicht gut, schmeckt wahrscheinlich genauso kacke und am Ende des Tages hustet man anderen Menschen Blut ins Essen und versprüht Aschenbecher-Aroma. Jeder wie er möchte. Für mich war Rauchen noch nie ansprechend.

Auch andere Drogen, egal ob Kiffen, XTC, Heroin oder Nikotin haben sich mir nie wirklich erschlossen. Die Neugierde ist zwar da, aber ich habe zu großen Respekt davor, dass es süchtig machen könnte, dass die Nebenwirkungen zu krass wären und vor allem was passiert, wenn ich die Kontrolle verlieren würde. Durch dieses Paranoia-Dreiergespann, habe ich die Finger fast immer davongelassen. Fast, da ich Ende 2015 mit Cannabis in Berührung kam. Meine Therapie war vorbei und ich versuchte mich durch verschiedene Übungen abzulenken. Mit Meditation, Sport, Hund, Familie, Freunden und was es sonst noch so alles gab. Ein guter Freund erzählte mir von den positiven Wirkungen von Haschisch. Dass es bei einer Depression helfen könne. Wenngleich ich eigentlich abgeneigt war, schlug er vor, dass Ganze in gebackener Form zu sich zu nehmen. Wir könnten zusammen Brownies backen und ein ganz kleines bisschen reintun, um zu schauen, wie ich mich damit fühlen würde.

Nach kurzer Überlegung und unter der Bedingung, dass es keine Lösung, sondern eine einmalige Gelegenheit wäre, den Effekt selber zu spüren, stimmte ich zu. Ein paar Tage später trafen wir uns bei mir und begannen die Brownies zu machen. Die Worte »Das könnte ein bisschen viel sein« wurden in den Raum geworfen, aber irritierten mich nicht weiter. Was sollte schon ein bisschen mehr oder weniger Hasch ausmachen. Während das schokoladige Gebäck mit etwas THC versetzt im Ofen vor sich hin backte, setzten wir uns auf die Couch und spielten ein paar Videospiele. Ich war tatsächlich sehr gespannt und hatte ein bisschen Vorfreude. Filme und Erlebnisberichte von diversen amerikanischen Standup-Comedians vermitteln stets ein positives Bild von den Auswirkungen. Außer man nimmt zu viel, aber dann findet man ja alles lustig. Gut, dass ich mich nicht eingelesen hatte, denn dann hätte ich die nachfolgende, abschreckende Erfahrung nicht gemacht.

Denn der relativ langsam einsetzende Trip war ein kleines Horrorerlebnis. Wie sollte es anders sein: Es fing nach meiner blauäugigen Frage: »Wann merke ich denn was?« an. Erst wurde mein Kopf schwer, dann wollte mein Körper nicht mehr. Doch mein Immunsystem war nicht dumm und dachte sich bestimmt, dass ich vergiftet worden war. Aus heiterem Himmel wurde mir kotzübel und wenig später kamen die Brownies und anderes, eher undefinierbares Zeug in Regenbogenfarben wieder raus. Leider tat das meinem Rausch keinen Abbruch. Dafür fiel ich zurück auf die Couch und wollte mich nicht mehr bewegen. Hinzu kam das unschöne Erlebnis des immer wiederkehrenden Blackouts, was sich dadurch äußerte, dass ich alle paar Sekunden das Gefühl hatte, es hätte einen Zeitsprung gegeben. Als besonders ekelhaft entpuppte sich ein Trip im Freien. Um klarer in der Birne zu werden und da die Huskydame raus musste, gingen wir an die frische Luft. Doch auch das war keine sonderlich gute Idee. Ich konnte kaum gerade gehen und dank dem Schwindel und der kurzen Blackouts, kam ich mir vor, als würde ich von einer Stelle zur nächsten hüpfen. An Gespräche kann ich mich nicht erinnern und ebenso wenig daran, was an dem Abend sonst noch so alles passiert ist. Für mich stand aber fest: Nie wieder! Vor allem, da ich sowieso nie wirklich etwas für Drogen jeglicher Art übriggehabt hatte. Mir wird seitdem nur beim Geruch von frischgebackenen Brownies kotzübel.

Das bedeutet nicht, dass ich im Allgemeinen etwas gegen THC habe. Nur für mich stellt es keine alternative Behandlungsmöglichkeit dar beziehungsweise ist es keine Droge, der ich etwas abgewinnen kann. Dass sie aber Menschen mit vielerlei Arten Krankheiten, auch mentalen, helfen kann, ist mir bewusst. Bewusstseinserweiternde Mittel können also auch einen positiven Effekt haben. Der blieb bei mir leider aus.

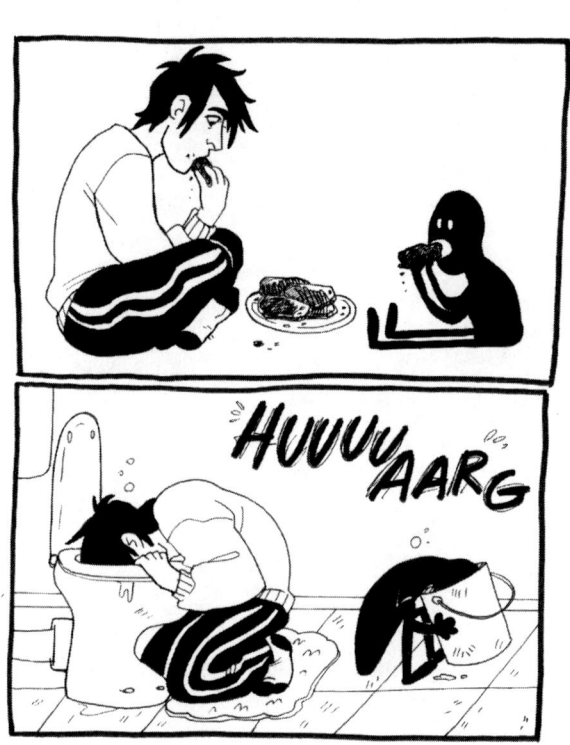

149

Wann wird es besser?

Ich kann mir gut vorstellen, dass viele dieses Buch lesen, um eine Lösung zu finden. Oder um zumindest etwas Hoffnung schöpfen zu können, dass es bald besser wird. Diese Vorstellung habe ich, da ich mit demselben Motiv an ein Buch dieser Art rangehen würde. Und von daher hoffe ich, dass ich einigen helfen konnte, indem ich meine Erlebnisse mit der Krankheit niedergeschrieben und geteilt habe.

Aber die Antwort auf die Frage »Wann wird es besser?« kann ich leider nicht geben. Jede Depression äußert sich anders und jeder ist verschieden. Gerade da es eine psychische Erkrankung ist, die jeder anders erlebt, gibt es nicht die eine Musterlösung. Dafür gibt es zum Glück Spezialisten, die sich mit der menschlichen Murmel auskennen und einen Plan maßschneidern, damit es besser wird. Wie schnell dieser Genesungsprozess vonstattengeht, kann ebenfalls niemand sagen. Es gibt Menschen, die sehr gut darin sind, sich mit den eigenen Problemen auseinanderzusetzen und somit schneller Herr über ihre Depression werden als andere. Eventuell geht es manchen wie mir und sie benötigen erst einmal eine längere Zeit, bis alle Informationen angekommen sind und die Krankheit akzeptiert wird.

Was auch immer es ist und wer auch immer Sie sind: Alleine, dass Sie dieses Buch jetzt in den Händen halten, zeigt, dass Sie sich mit ihrem Zustand oder dem einer Person, die Ihnen nahesteht, nicht abfinden wollen, sondern etwas unternehmen und wissen möchten, wie es anderen ergeht, die dasselbe Schicksal erleiden. Oder Sie haben beim Schrottwichteln jemanden gezogen, der diesen Wälzer unlängst wieder loswerden wollte.

Nichtsdestotrotz möchte man natürlich hören, wie es besser wird. Was man machen kann, um dieser mentalen Krankheit entgegenzuwirken. Obwohl ich in vielen Kapiteln darüber im Detail spreche, liste ich hier noch einmal auf, was mir, neben einer Psychotherapie, geholfen hat und vielleicht auch bei anderen dazu führt, dass es besser wird:

- Meditation
- Sport
- Musik
- eine Tätigkeit, an der man immer noch Spaß hat

Ich bin mir im Klaren, dass gerade der letzte Punkt vielen unmöglich erscheinen wird. So wie er mir gänzlich unerreichbar vorkam. Aber glücklicherweise habe ich trotzdem weiterhin Podcasts aufgenommen und Comics gelesen. Zwei Aktivitäten, die dafür sorgten, dass manche Tage dann doch nicht so dunkel waren.

Beim Meditieren dauerte es, bis ich wirklich an den Punkt kam, an dem es half, und ich nicht die ganze Zeit dachte »Oh Gott, es ist alles so still und ich bin alleine mit meinem Gedanken in einem abgedunkelten Raum.« Aber als der Punkt einmal erreicht war, hat es für mehr Ruhe und innere Ausgeglichenheit gesorgt. Das klingt esoterischer, als es gemeint ist. Beim Meditieren haben wir die Gelegenheit, einen Zustand zu erreichen, der komplett frei von Gedanken und Negativität ist. Dabei habe ich einfach die Augen fast ganz geschlossen, mich in einen Schneidersitz gesetzt, die Hände in meinen Schoß gelegt, so, dass sie sich berührten, und langsam ein- und ausgeatmet. Meine Lunge war wie eine Papiertüte, die ich bis zum Anschlag gefüllt habe. Dann wartete ich kurz und atmete wieder aus. Mit jedem Mal, mit dem ich meine Lungen mit so viel Luft wie möglich füllte und so weit ausatmete, wie ich konnte, erschien mir alles etwas leichter. Ich war ein Berg, an dem die negativen Gedanken abprallten. Nichts konnte mich in meiner Meditationsblase erreichen. Das war zumindest die Idealvorstellung. In der Realität hat es einige Wochen gedauert, bis ich diesen Zustand erreichte. Dann konnte ich in mich gehen und bekam nichts mehr von der Außenwelt mit. Ich war ein Berg, der unbeweglich war. Und das nicht nur, weil er 100 Kilo wog. Sondern weil ich mich auf meine innere Ruhe verließ und einfach nicht nachdachte. Um ehrlich zu sein, funktionierte das nur in seltenen Fällen. Aber es funktionierte. Und das war das Wichtige. Zusammen mit einem Tipp von meinem Psychotherapeuten konnte ich mit der Meditation gute Fortschritte machen: Wenn die Meditationszeit um war, blieb ich noch etwas länger in diesem Zustand und stellte mir vor, wie ich die Ängste und Gedanken, die an mir abprallten, nahm und von mir warf! Für einen kleinen Augenblick gab mir das ein Gefühl der Befreiung.

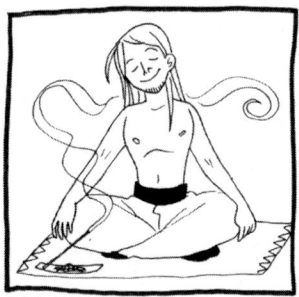

MEDITATION IST EIN MITTEL, ETWAS INNERE RUHE ZU ERLANGEN.

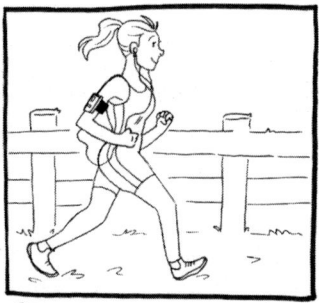

SPORT KANN AUCH HELFEN, DA ES VERSCHIEDENE STOFFE IM HIRN ANKURBELT.

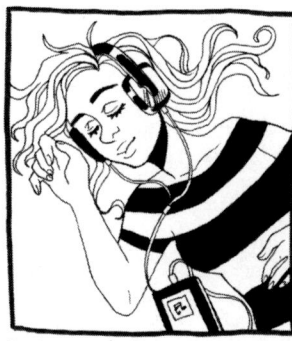

MUSIK KANN EINEN AUF ANDERE GEDANKEN BRINGEN.

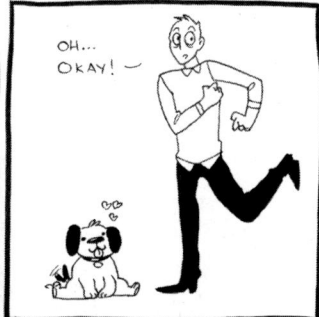

OH... OKAY! —

TROTZ IHRER DEPRESSION GIBT ES VIELLEICHT ETWAS, AN DEM SIE IMMERNOCH SPAß HABEN. GEHEN SIE DEM NACH. AUßER SIE TRETEN GERNE WELPEN. DANN GEHEN SIE DER TÄTIGKEIT BITTE NICHT NACH...

Eine Depression wird leider nicht über Nacht besser, sondern ist ein längerer Prozess. Aber man kann sich selber helfen, indem man verschiedenen Tätigkeiten nachgeht.

Ein bisschen Sport

Neben der regelmäßigen Meditation bin ich ins Fitness-Center gegangen, um Sport zu betreiben. Ich weiß, Sport ist für viele Menschen ein Synonym für ein anstrengendes und wertloses Unterfangen, das nur dazu da ist, sich zu quälen. Sport wird nur von Leuten betrieben, die Diät halten wollen und sich am Wochenende dank Tinder in der Disco treffen. Tatsächlich ist es aber hilfreich, wenn es darum geht, auf andere Gedanken zu kommen.

Ich möchte keineswegs predigen, insbesondere, da ich selber kein großartiger Sportler bin. Weder sehe ich danach aus, noch kann ich mich oft genug dazu aufraffen. Wenn ich es dann aber schaffe, merke ich, wie es mir nicht nur körperlich, sondern auch psychisch bessergeht. Durch das Auspowern wird der Stoff Serotonin verstärkt ausgeschüttet und dadurch der Depression ein wenig Einhalt geboten. Zugegeben, ich musste im Internet nachschauen, was genau im Kopf passiert, aber somit ist es kein Humbug, sondern tatsächlich hilfreich.

Als ich jedoch mit Sport anfing, war ich immer noch in einer sehr starken Depressionsphase und konnte mich kaum aufs Laufen oder den Kraftsport konzentrieren. Ich begann mit dem Joggen in freier Natur und musste nach kurzer Zeit umkehren, da die Gedanken zu einnehmend waren und die Ängste zu stark wurden. Im Fitness-Center war es dann schon besser. Entweder hörte ich Musik oder packte mir einen Podcast auf die Ohren. Da ich durch meine neurotische Variante aber sehr körperfokussiert war, wurde ich sehr schnell unsicher, wenn mein Herz anfing schneller zu pochen oder irgendeine Stelle besonders wehtat.

Daraus resultierte leider, dass ich, öfter als mir lieb war, abbrach und wieder zu Hause auf der Couch Zuflucht suchte. Die Verbindung Sport/Schmerzen entging mir anfangs noch. Und dabei meine ich keine starken Schmerzen, sondern eben Anstrengungen der Muskeln, die in einem Muskelkater endeten oder einfach nur ein Stechen im Rücken, das durchs schwere Heben kam. Mein Kopf konnte Anstrengung und Muskelkater nicht immer miteinander verbinden und sorgte deswegen bei mir für die Frage, ob ich überhaupt weiterhin zum Sport gehen sollte. Einen Leistenbruch habe ich mir ebenfalls zugezogen, aber das lag vor allem daran, dass ich mir mehr Gewichte als nötig auf die Hantel spannte.

Ein paar Wochen später und obwohl ich sowieso nur selten hingegangen bin, hörte ich wieder auf. Ich war zu oft verunsichert und fühlte mich schlichtweg nicht wohl. Glücklicherweise habe ich es aber nicht ganz aufgegeben. Ein paar Monate zogen ins Land und als ich merkte, dass meine Depression sich besserte, versuchte ich es erneut. Ich merkte, wie mir jedes Training guttat und ich mit einem klareren Kopf nach Hause gehen konnte. Der Muskelkater und die anderen Sportsymptome bestätigten mir, dass ich wider Erwarten fit war und alles noch funktionierte.

Natürlich hat der Prozess eine längere Zeit gedauert und Sport alleine wird keine mentale Krankheit besiegen, aber er hilft dabei, schneller abschalten zu können und sich gut zu fühlen. Egal, ob man für eine halbe Stunde joggen geht, stundenlang Krafttraining betreibt oder sich auf die Tretmühle zu Hause setzt und einfach losradelt. Es sorgt für eine freie Rübe und als kleiner Nebeneffekt ist es sogar gesund für den Körper.

Klar ist Sport nicht für alle geeignet, und es gibt auch Momente, da hat man einfach keine Lust. Aber hier geht es nicht darum, einen inneren Schweinehund zu besiegen, um ein Sixpack zu bekommen und seine Trainingseinheiten zu verbessern. Hier geht es darum, dem kleinen schwarzen Männchen zu zeigen, dass es das eigene Leben nicht kontrolliert und man ihm die Stirn bietet. Also probieren Sie es einfach mal aus. Verlieren können Sie nichts – außer 20 € im Monat, sofern Sie sich für ein Fitness-Center entscheiden.

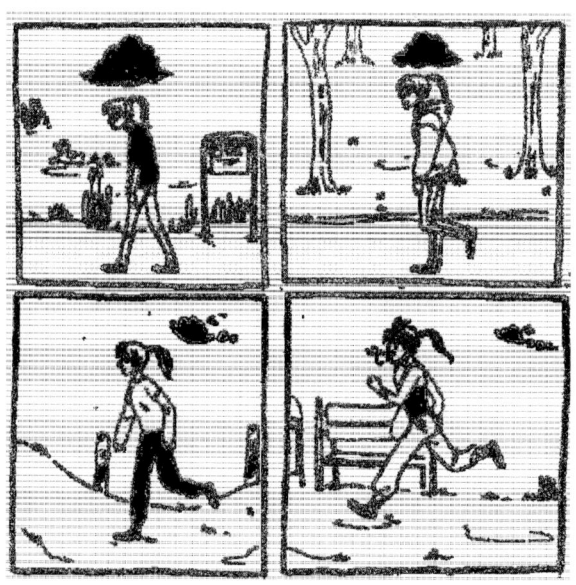

Don't fear the Reaper

Die nächsten Zeilen werden Ihnen paradox vorkommen. Aber versuchen Sie bei mir zu bleiben. Ich hatte Angst. Angst vor Krebs, Angst vor dem, was in meinem Körper vor sich ging und Angst, von dem schwarzen Teufelchen eingenommen zu werden. Das Resultat meiner Ängste lief immer aufs Gleiche hinaus: Den Tod! Quasi meine ultimative Angst. Alle Was-wäre-wenn-Szenarien endeten immer in diesem Punkt. Das ist aber noch nicht das Paradoxon. Vielen Menschen, die unter einer Depression leiden, entwickeln urplötzlich und unerklärlich eine Angst vor dem Tod. Andere wünschen sich Erlösung durch ihn. Wie man es dreht, beides ist kein Gefühl, das man jemals haben möchte.

Doch mich plagten beide Gedanken. Wenn ich tot wäre, dann müsste ich nicht mehr leiden. Dann wäre das alles vorbei. Aber eigentlich wollte ich ja nicht sterben und hatte Angst davor, verfrüht das Zeitliche zu segnen. Im Gegenteil, ich wollte leben. Mit meinem derzeitigen Gemütszustand ein Ding der Unmöglichkeit. Zumindest für mich. Denn den ganzen Tag auf der Couch dahinzuvegetieren, mit Wärmflasche auf der Plauze, war nicht wirklich leben.

Diese aufeinanderprallenden Gegensätze sorgten dafür, dass ich zu oft darüber nachdachte, was wäre, wenn ich nicht mehr da wäre. Wie würden meine Frau, meine Geschwister oder mein Neffe und meine Nichten darauf reagieren? Würden sie mich irgendwann vergessen und weiterziehen? Heutzutage kann ich den zweiten Teil dieser Frage mit einem »*hoffentlich*« beantworten – natürlichen sollten sie ihr Leben weiterleben. Denn auch wenn es schwerfällt, weh tut und surreal ist: Der Tod gehört zum Leben dazu. Aber damals sah ich das nicht. Ich konnte nicht einmal über diese einfache Tatsache nachdenken, ohne Panik zu bekommen. Meine Gedankenwelt kreiste förmlich um die Szenarien, die sich um mein Ableben rankten. Sehr beliebt war die Vorstellung, schwerkrank in einem Hospiz zu liegen und mich verabschieden zu müssen. Eine sehr unschöne Empfindung, über die ich nach wie vor ungerne nachdenke.

Doch irgendwann wurde mir schlagartig klar, was für mich am grausamsten war: Das Vergessen. Da ich, wie gesagt, Atheist bin, ist der Tod für mich schlichtweg ein ewiger Schlaf voll von Nichts. Ohne Möglichkeit sich zu erinnern oder zu träumen. Sondern waschechtes Nichts. Eine unendliche, schwarze Leere – wie das Innere vom Kopf eines Nationalsozialisten. Das hört sich gerade alles düsterer an, als es gemeint ist. Stellen Sie sich einfach vor, Sie schlafen ein und niemand stört Sie beim Schlafen. Vielleicht ist es auch ganz anders und ich habe unrecht und es gibt einen Himmel. Was weiß ich schon.

Mein Punkt ist: Ich hatte Angst zu vergessen, wie meine Frau aussieht. Wie schön es ist, mit den Kiddies zu spielen. Was für ein beruhigendes Gefühl es war, wenn die Kleinste auf meinem Arm einschlief. Und tausend andere Dinge, die mir in den Sinn kamen. Kram, der mir oftmals trivial vorgekommen war und jetzt einen unglaublich hohen Stellenwert hatte. Nichts war schlimmer als das Vergessen.

Das Gedankenspiel ging natürlich weiter in die andere Richtung. Ich würde irgendwann vergessen werden. Die Menschen, die mich liebten, werden weiterziehen. Die Geschichtsbücher würden keinen Satz über mich verlieren. Ich hätte nichts geschaffen, wodurch sich die Nachwelt an mich erinnern würde. Keinen Film inszeniert, kein Videospiel programmiert, kein Buch geschrieben, nicht als Standup-Comedian auf der Bühne gestanden und so viele Dinge einfach nicht bewerkstelligt. Ich habe nie eine Liste geführt, die aufzeigt, was ich unbedingt machen möchte, bevor ich sterbe. Aber im Kopf haben wir alle diese Wünsche und Träume, die wir unbedingt vor dem Dahinsiechen erleben wollen. Und selbst wenn es nur das große Auto, das große Haus und die Frau mit Klasse ist. Dazu noch zwei Kinder, einen Hund und das neueste Smartphone. Meine Träume sind da etwas anders. Ein paar davon haben Sie gerade gelesen. Aber Geld, wenngleich vorherrschend und viel zu einnehmend in meiner Kindheit, war nie etwas, dem ich hinterhertrauerte. Ich muss nicht reich oder wohlhabend sein. Genug Kohle zum Rechnungen bezahlen und der ein oder andere kleine Luxus reicht mir vollkommen. Trotzdem war da diese Sorge, dass ich mir selbst diese Dinge nicht mehr würde gönnen können, wenn es vorbei war. Heutzutage eine Sorge, die ich nicht mal mehr im Ansatz habe, da materieller Kram keinen lebensnotwendigen Stellenwert mehr für mich hat. Oder zumindest nur sehr selten, wenn ich nicht gerade eine besondere Figur gefunden habe, die ich schon lange in meinem Besitz sehen wollte.

Ich habe immer wieder diesen Drang gehabt, mit meiner Frau über das Thema Vergessen und Tod zu reden. Natürlich unangenehmer Gesprächsstoff und darüber hinaus überfordernd für viele Menschen. Dazu die Verwirrtheit, was der Grund für das Bedürfnis ist, darüber zu sprechen. Wie so oft meisterte sie aber auch dieses Thema souverän und versicherte mir, dass man mich niemals vergessen könnte. Ein angenehmes Sentiment, gerade wenn es um den Sensenmann geht. Glücklicherweise hat mich meine Frau ernstgenommen. Denn

Menschen, die über dieses Thema reden, könnten eventuell dadurch Hilfe suchen. Für mich stand trotzdem fest, dass Suizid keine Option war. Auch wenn mein schwarzes Männchen mir manchmal etwas anderes einreden wollte.

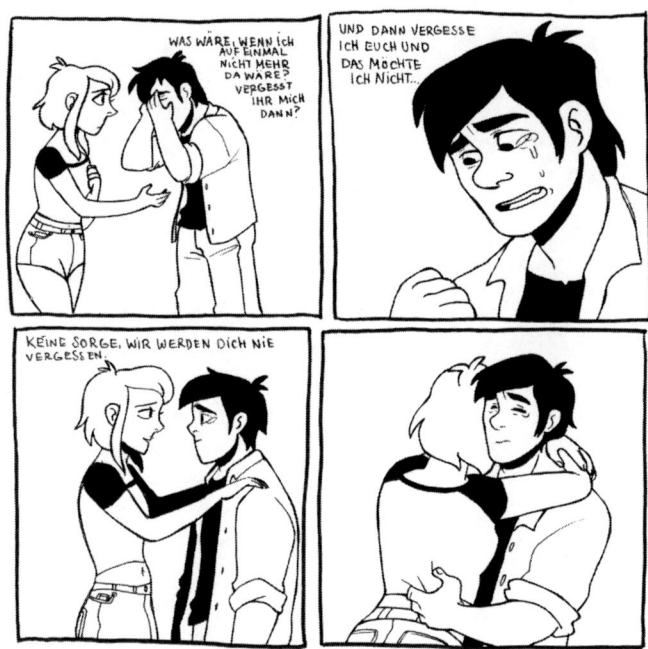

Es kann gut sein, dass Menschen mit einer Depression über das Thema Tod oder Was-wäre-wenn-ich-nicht-mehr-da-bin reden möchten. Davor sollten man nicht zurückscheuen und es ernstnehmen.

Tanz des Todes

Das Thema Selbstmord ist ein sehr schwieriges und delikates Subjekt, das ich nur sehr vorsichtig anfasse. Denn viele Menschen sehen keinen anderen Ausweg. Und die Thematik ausführlich anzusprechen, kann dafür sorgen, dass sich jemand bestärkt fühlt, diesen letzten Schritt zu gehen. Das ist aber nicht meine Intention. Es gibt immer einen Ausweg. Sollten Sie also zu den Menschen gehören, die suizidale Gedanken haben, bitte ich Sie inständig, weiterzulesen. Ich habe anfänglich geschrieben, dass ich mit Suizid Erfahrungen aus erster Hand gemacht habe. Das liegt an zwei Begebenheiten: Ein Bekannter hat sich vor ein paar Jahren das Leben genommen. Ich erinnere mich noch an den Anruf. Ich war geschockt. Klar, es ist keine große Überraschung, dass meine erste Reaktion Sprachlosigkeit war. Aber viel eher war ich geschockt, da ich niemals gedacht hätte, dass er so etwas tun würde. Ich habe die Person nie als jemanden wahrgenommen, dem es psychisch nicht gut ging oder der sogar so weit gehen und sich das Leben nehmen würde. Aber so ist es leider viel zu oft, denn Menschen, die selbstmordgefährdet sind, versuchen häufig ihre Absichten so gut es geht zu verbergen. Es mag Anzeichen, Andeutungen oder sogar subtile Hilferufe geben, aber oftmals sehen wir es nicht. Menschen, die die Absicht haben sich umzubringen, suchen nach Gründen. Selbst wenn sie Hilfe suchen, kann es oftmals sein, dass sie das tun, um einen weiteren Grund zu haben. Denn derjenige, bei dem die Hilfe gesucht wird, kann entweder nicht wirklich helfen oder wird mit Fragen in eine Falle gelockt. Das klingt harsch, ist aber leider in vielen Fällen die Realität. Damit unterstelle ich niemandem diese Absicht. Trotzdem passiert dies häufiger als man denkt.

Der Bekannte hatte eine Frau und Kinder, die ihn fanden. Ich kann und möchte mir nicht vorstellen, wie schlimm es für die Hinterbliebenen ist, jemanden Geliebtes so vorzufinden. Menschen, die in akuter Not stecken und keinen Ausweg sehen, sind sich dessen nicht immer bewusst. Sie sehen meist nur noch die negativen Seiten. Dass sie eine Bürde für andere, ihre Familie und ihr Umfeld, sind. Ein anderer Ausweg scheint dann keine Option mehr. Die Gefühlswelt steht kopf oder ist schlichtweg nicht mehr vorhanden. Man denkt, es würde ewig so bleiben und muss es deswegen beenden. Doch das ist nicht so. Egal wie schlimm und ausweglos es gerade aussieht, das Leben ist ein Auf und Ab und manchmal muss man auch dunkle Phasen durchleben.

In der Serie Sherlock, dessen Protagonist ich bereits zitierte, gibt es eine sehr einprägende Ansicht auf Selbstmord: *Taking your own life. Interesting expression — taking it from who? Once it's over, it's not you who'll miss it. Your own death is something that happens to everybody else. Your life is not your own. Keep your hands off it.*

Zugegeben, der letzte Teil, dass das Leben nicht das eigene sei, ist ein Problem, das viele Menschen haben, die keinen Ausweg mehr sehen. Aber es gibt immer eine Lösung. Sie müssen nicht alleine leiden. Reden Sie mit Freunden, Verwandten, Bekannten oder irgendwem, der Ihnen zuhört. Es gibt einige Stellen, bei denen Ihnen anonym geholfen wird. Ich habe ein paar am Ende des Buches aufgelistet. Und sollten Sie wirklich niemanden haben, dann können Sie sich auch an mich wenden.

Kontaktmöglichkeiten finden Sie ebenfalls auf den letzten Seiten.

Über die zweite Begebenheit habe ich mit fast niemandem gesprochen. Nur mit meiner Frau. Während meiner Zeit auf der Grundschule und später auch auf dem Gymnasium wurde ich stark gehänselt. Wegen meiner Akne, meiner Blässe, meiner Untergewichtigkeit, später Übergewichtigkeit und anderen Dingen, die den Kids eben nicht passten. Damals sah ich natürlich nicht, dass sie krasse Versager waren, die am Leben komplett vorbeischrappten.

Neben der täglichen Klassenkeile war auch zu Hause selten heile Welt. Meine Eltern stritten sich oft und hatten wenig Zeit für ihre Kinder. Ich bin mir bewusst, dass viele eine ähnliche oder noch schlimmere Kindheit hatten. Ich lebte trotzdem in einem großen Haus, mit dichtem Dach über dem Kopf, warmem Essen auf dem Tisch und einem Bett, das mir gehörte.

Nichtsdestotrotz hatte ich schon als Kind und später auch als Teenager und Jugendlicher oftmals extrem negative Gedanken und das Gefühl, dass es für mich *so* nicht weiterging. In die Schule konnte ich meistens nur mit Bauchschmerzen gehen. Der Antrieb fehlte komplett. Die Lehrer haben selten etwas unternommen, um die Übergriffe auf mich zu stoppen. An einen Moment erinnere ich mich noch bildlich: Es war Kunstunterricht und ich saß in der Nähe der Kids, die mich zu ihrer Unterhaltung niedermachten. Einer von ihnen fing auf einmal an relativ lautstark über mich zu reden. Mein Aussehen. Meine Klamotten. Alles, was Kindern eben einfällt. Das Ganze natürlich in einem negativen und hasserfüllten Ton. Irgendwann konnte ich nicht mehr und fing an zu weinen. Sie begannen zu lachen und die Lehrerin schrieb auf, dass ich den Unterricht stören würde, da ich so täte, als würde ich heulen, um nicht weiter mitmachen zu müssen. Ein schrecklicher Moment, der mich komplett verständnislos zurückließ. Ich versuchte sogar, ein Gespräch mit ihr aufzubauen und ihr zu verdeutlichen, warum ich mich so traurig fühlte. Der Versuch scheiterte kläglich und wurde mit Kopfschütteln abgestraft. Warum ich diese Erinnerung so vital im Kopf habe, kann ich nicht sagen. Aber mein Gehirn merkt sich lieber zehn negative als hundert positive Dinge.

Irgendwann zu dieser Zeit fasste ich den recht spontanen Entschluss, dass ich keine Lust mehr auf die tägliche Tortur hatte, die kein Ende fand. Ich fühlte mich wertlos. Wie ein Sandsack, der von allen benutzt wird, damit sie sich besser fühlen können. Ich öffnete ein Fenster und schaute runter. Die Höhe könnte ausreichend sein. In meinem jugendlichen Leichtsinn dachte ich das zumindest. Nun stand ich da. Hatte ein kurzes Gefühl der Erlösung. Dies hielt aber nicht lange an. Urplötzlich wurde mir klar, wie viel ich verpassen würde. Selbst triviale Dinge wie Filme oder Videospiele kamen mir in den Sinn. Ich hatte noch keinen Sex gehabt. Und auch wenn es unwichtig ist, aber an dieser Stelle möchte ich erwähnen, dass ich seither sehr viel Sex hatte. Ich wollte es doch nicht beenden. Im Gegenteil. Mich überkam die Angst, was wäre, wenn ich tot war. Was passierte dann mit meinem Computer und wie ging es bei *Akte X* weiter? Doch wie es der Zufall wollte, rutschte ich von der Fensterbank ab. Und das nicht in Richtung Zimmer. Ich schaffte es mich am offenen Fenster festzuhalten und rief nach meinen Eltern. Leider vergebens. Wahrscheinlich war ich zu leise. Ich schaute runter und bemerkte die kleinen Vorsprünge an der Wand. Reichlich ungeschickt versuchte ich vorsichtig runterzuklettern. Das gelang mir bis zu einem gewissen Grad. Dann musste ich loslassen. Mit einem lauten Knall kam ich auf dem Boden auf. Mein Vater stürzte aus dem Haus und checkte, ob der Boden Schaden genommen hatte.

Nein, er schaute nach mir, bis er realisierte, was ich da gerade getan hatte. Zumindest realisierte er, dass ich wegen meiner Dummheit aus dem Fenster gefallen war. Ohne meine Absichten zu kennen.

Ich bin sehr froh, dass ich für mich damals diesen Entschluss fassen konnte. Hätte ich mein Leben zu der Zeit, egal wie schrecklich und unerträglich es teilweise war, beendet, wäre mir sehr viel entgangen. Sehr viele schöne Momente, die ich mit meinem Neffen, meinen Nichten oder meiner Frau teile. Den neuen Star-Wars-Film. Die Batman-Videospiele. Meine Hündin Freya. Oder einfach auch nur die Gewissheit, dass ich jetzt an einem Punkt bin, an dem ich sein wollte und der mir damals unerreichbar erschien. Wie der Traum eines dummen Jungen, der nichts weiter als seine Fantasie hatte.

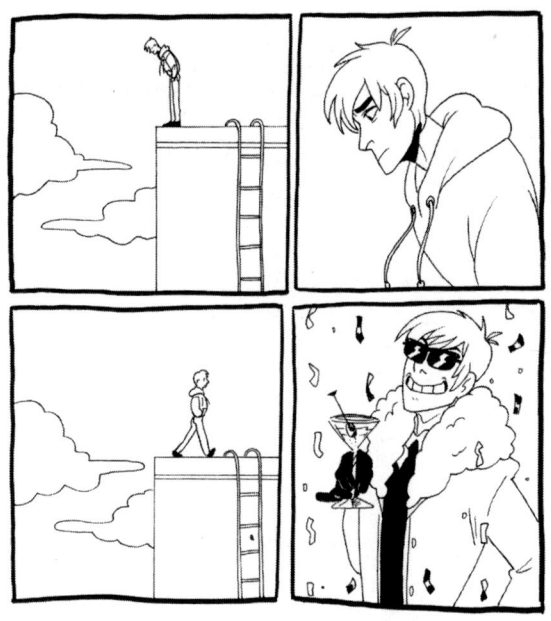

167

Krieg der Sterne

Durch meine freiberuflichen Tätigkeiten habe ich das große Glück viele Filme schon Tage oder sogar Wochen vor ihrer Veröffentlichung sehen zu können. Kurz bevor *Star Wars: Das Erwachen der Macht* in die Kinos kam, konnte ich ihn in einer Pressevorführung angucken. Es war Dezember 2015 und mir ging es mittlerweile besser. Ich hatte zwar immer noch mit verschiedenen Auswüchsen wie Schlafmangel oder Panikattacken zu kämpfen, aber insgesamt merkte ich, dass mein mentaler Zustand auf dem aufsteigenden Ast war. Ich konnte wieder unter Menschen und war nicht mehr an die Couch gefesselt. Jedoch hatte ich vor Filmanfang unerwarteterweise ein Taubheitsgefühl im linken Arm. Mein Herz begann schneller zu schlagen und mein Hirn spielte Horrorszenarien ab. Doch meine Kindheit war mir wichtiger. Der Krieg der Sterne hatte mich von klein auf begleitet und Luke Skywalker, Prinzessin Leia und Han Solo gehörten zu meiner Familie. Für mich gab es nur eine Rückkehr: Die der Jedi. Aufstehen und gehen war für mich keine Option. Dementsprechend war ich aufgeregt wie ein kleiner Junge an Weihnachten, der sich einen Nintendo 64 gewünscht und bekommen hat.

Doch meine Depression wollte mir einen Strich durch die Rechnung machen. Ich bekam Angst, was wäre, wenn mir tatsächlich was passierte. Oder die Symptomatik nicht aufhören würde. Diverse Szenarien rasten mir durch die Rübe, während sich um mich rum die Leute hinsetzten und ich immer mehr das Gefühl bekam, eingesperrt zu sein. Glücklicherweise konnte ich mich auf meine rationale Seite und in dem Moment gleichzeitig auf das Kind in mir verlassen: Es ist alles gut. Gleich siehst du einen neuen Star Wars Film. Keine

Vorgänger. Kein »Michse binse«. Kein Spin-Off. Sondern Episode VII. Wer hätte gedacht, dass dieser Tag jemals kommen wird? Und plötzlich waren meine Sorgen wie weggeblasen. Auf einmal war alles gut in der Welt. Es gab nichts, das mich ablenken konnte. Ich wusste, dass ich gleich alte Freunde wiedersehen würde, die ich seit Jahrzehnten kannte. Die mich begleiteten, seit ich ein kleiner Bub war. Die in mir den Wunsch ausgelöst hatten, selber ein Jedi zu werden. Ein Teil dieses Universums zu sein. Und die mich an eine sehr wichtige Sache erinnerten: Schon damals als Kind und Jugendlicher, wenn mein Leben wieder zur Shitshow wurde, konnte ich in eine Galaxis weit, weit entfernt von der meinigen reisen.

Plötzlich wurde es dunkel. Ich merkte, wie mein Herz raste, aber nicht mehr, weil ich Angst hatte, sondern weil ich unfassbar aufgeregt war. Ich konnte es einfach nicht fassen. Ein neuer Star-Wars-Film. Mit den Helden meiner Kindheit. Ich fühlte mich, als sei ich wieder sechs Jahre alt. Ich bin, wie bereits erwähnt, selten ein emotionaler Mensch. Aber als ich Star Wars las und der traditionelle, weltweit bekannte Lauftext anfing, brach ich in Tränen aus. Freudentränen wohlgemerkt. »Luke Skywalker ist verschwunden…«, fing es an und ich hatte sofort die Bestätigung, dass eine meiner Theorien stimmte. Da ich sehr tief in der Welt der Filme und Serien drin bin, stelle ich sehr gerne Mutmaßungen auf, die ich natürlich auch an die große Glocke hänge, um am Ende sagen zu können »ICH HATTE RECHT«. Für das Erwachen der Macht hatte ich ebenfalls einige Ideen, was passieren konnte und viele davon sind eingetroffen. Ein wunderschönes Gefühl, das mir Vertrautheit vermittelte. Dadurch, dass ich dieses Universum und seine Charaktere so gut kannte, war mir zu einem gewissen Grad bewusst, was geschehen würde. Oder zumindest möchte ich so tun, als sei dies wirklich der Fall. Viel wahrscheinlicher ist natürlich, dass ich einfach viel zu viel Zeit meines Lebens mit der Materie verbracht habe und dadurch zu einem gewissen Maß weiß, was logischerweise vonstattengehen könnte und was nicht.

Fakt war, dass ich für knapp zwei Stunden keine Sorgen hatte. Keine Symptome. Ich war in einer weit entfernten Galaxis und hatte mich schon lange nicht mehr so wohlgefühlt. Schlagartig war ich wieder ein kleiner Junge, der in einem riesigen Kino saß und ganz alleine für sich war. Ich lachte, ich weinte, ich freute mich und ich trauerte. Ich war von Anfang an komplett mitgerissen und war bei einem Film noch nie so gebannt gewesen wie bei diesem.

Die faszinierenden Bilder, die Schauspieler – einfach alles sorgte dafür, dass ich nicht nur für einen Moment vergessen konnte, sondern half mir: Denn dank der chemischen Vorgänge in meinem Körper, von der Ausschüttung der Glückshormone bis hin zu Schmetterlingen im Bauch, habe ich zum ersten Mal wirklich und ohne Zweifel gemerkt: Ich kann mir mein Leben zurückholen anstatt mich von der Depression übermannen zu lassen!

Ein paar Wochen nach dem euphorischen Besuch und somit Anfang 2016, das Jahr, das eigentlich alles ändern sollte, ging ich wegen immer wieder auftretenden Magenschmerzen erneut zum Hausarzt. Auch wenn ich mittlerweile jegliche Hoffnung aufgegeben hatte, dass es körperlicher Natur war, machte ich mir trotzdem Sorgen. Denn seit ein paar Tagen ließen mich die Schmerzen nicht los und ich wurde nachts des Öfteren von unschönen Krämpfen geweckt. Das verunsicherte mich so sehr, um doch noch mal die heilenden Hallen zu betreten.

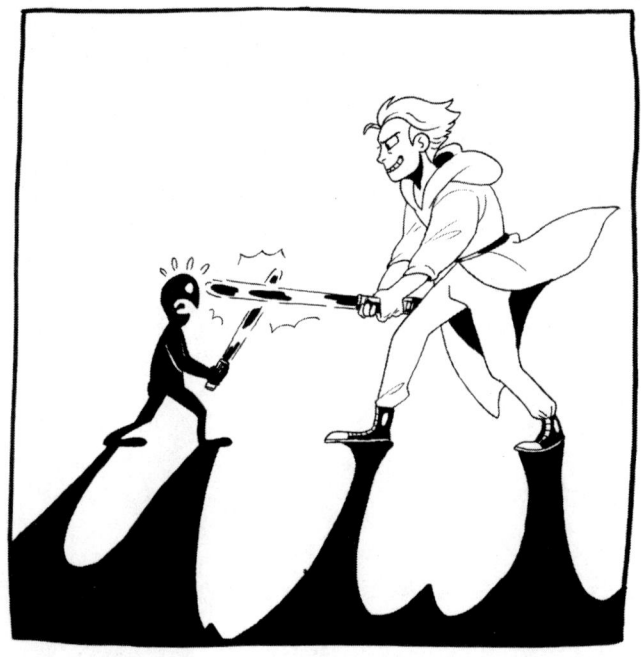

Nach den üblichen drei Stunden Wartezeit fragte mich mein Arzt, ob ich inzwischen einen Laktose-Intoleranz-Test gemacht hätte. »Stimmt, da war ja was«, dachte ich mir. Schon vor Monaten hatte er mich gebeten, diesen komischen Test zu absolvieren. Tatsächlich hatte ich keinerlei Ahnung von dieser körperlichen Inkompatibilität gehabt und war davon ausgegangen, dass es sich um irgendwas Trendiges handelte, was die Starbucks-

Hipster hätten. Entsprechend cool erwiderte ich: »Ich trinke jeden Tag Milch, esse genauso oft Käse und runde das Ganze mit einem Kulturjoghurt ab. Man muss ja auf die Verdauung achten.«

Mein Arzt, sichtlich müde meiner Ausflüchte, schlug vor, dass wir jetzt sofort diesen Test machen, sofern ich denn nüchtern sei. Da ich bereits wusste, wie der Hase läuft, kam ich natürlich komplett clean vorbei. Also bekam ich einen Schluck Zuckermilchwasser und durfte meine Werte alle halbe Stunde über zwei Stunden messen lassen. Wenig überraschend blieben die Blutzuckerwerte dabei unverändert. Ich fühlte mich bestätigt und die zwei Stunden waren auch nicht für die Katz gewesen, da ich meinen Lieblingspodcast hörte.

Trotz Bauchwehwechen dachte ich, im Recht zu sein und meinte zum Arzt: »Sehen Sie, ich sag ja, dass das nicht daher kommen kann. Ich nehme mein Leben lang täglich Milchprodukte zu mir.« In dem Moment realisierte ich gar nicht, dass dies hieß, keine Ursache für meine Schmerzen gefunden zu haben. Aber ich hatte ja schließlich recht. Das dachte ich zumindest. Der Mediziner musterte mich kurz und sagte freundlich: »Herr Laschewski … Dass sich Ihr Blutzuckerspiegel nicht verändert hat, ist kein gutes Zeichen. Stattdessen zeigt es an, dass Ihr Körper Laktose kein bisschen abbauen kann. Also bleibt sie in Ihrem Körper, vorrangig im Bauch und Darm, bis sie von Ihnen wieder ausgeschieden wird. Damit gehen selbstredend oftmals Magenschmerzen, Blähungen oder Durchfall einher.«

Ich schluckte. Zumindest innerlich. Hatte ich etwa gerade die Erklärung für viele meiner Beschwerden bekommen? Zeitgleich fing ich an mich zu ärgern. Schon zu Beginn hatte er mir empfohlen, diesen Test zu machen. Aus meiner eigenen Ignoranz heraus hatte ich aber abgelehnt.

»Das Gute ist, dass eine Laktose-Intoleranz weder gefährlich ist, noch Sie wirklich beeinträchtigt. Achten Sie ab jetzt einfach darauf, Laktase-Tabletten zu sich zu nehmen, bevor Sie etwas mit Laktose verspeisen. Und vermeiden Sie insbesondere Milch oder Joghurt. Schauen Sie nach laktosefreien Alternativen. Ich gehe davon aus, dass Sie nach der Umstellung recht schnell keine Magenbeschwerden mehr haben sollten. Wenn doch, dann kommen Sie wieder. Sie können jederzeit vorbeikommen, wenn es Ihnen nicht gut geht.«

Klar, alles ein wenig paraphrasiert und durch meinen Erinnerungsstrudel gewirbelt, aber der letzte Satz ist tatsächlich so gefallen. Denn was ich meinem neuen Hausarzt sehr hoch anrechne: Er nimmt mich immer ernst. Macht Tests, wenn nötig, um mir zu zeigen, dass alles gut ist und egal, wie oft ich mit irgendwelchen Beschwerden vorbeikomme, er nimmt sich immer die Zeit und erklärt mir alles, um mich zu beruhigen. So einen Hausarzt kann ich jedem empfehlen!

Nachdem ich innerhalb von ein paar Wochen meine Ernährung auf meine diagnostizierte Laktose-Unverträglichkeit abstimmte, merkte ich recht fix eine spürbare Besserung. Weniger Magenprobleme und härteren Stuhlgang.

Tatsächlich hat mir die Diagnose aber noch etwas viel Wichtigeres gezeigt: Dass es für fast alles eine Erklärung gibt. Und dass es sehr oft etwas ganz Harmloses ist.

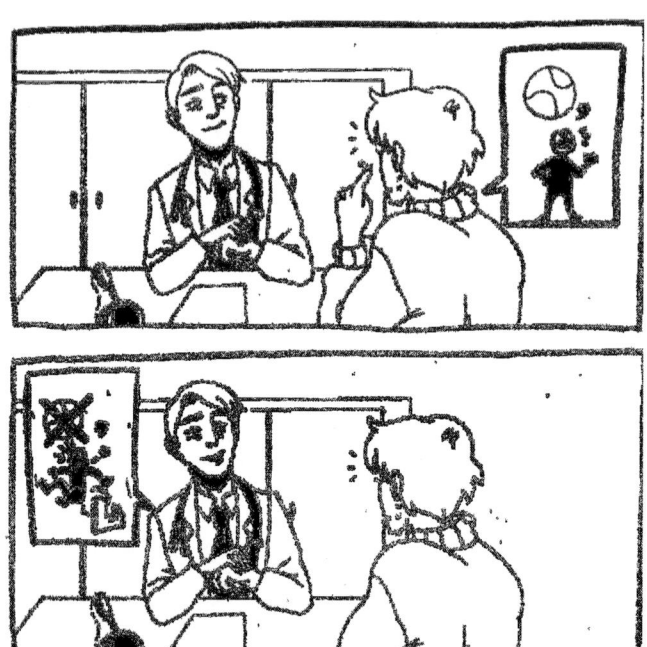

Es ist keine Schande zum Arzt zu gehen, wenn Sie sich Sorgen machen oder unwohl fühlen. Gehen Sie lieber einmal zu viel als einmal zu wenig. Wenn Sie Angst haben, dass der Arzt Sie wegen Ihrer Depression nicht ernst nimmt, dann reden Sie mit ihm darüber. Viele Ärzte werden dafür Verständnis haben.

»2017« oder »Der aktuelle Stand«

Es ist bald drei Jahre her, dass ich meine erste Panikattacke hatte. Danach folgten unzählige mehr. Meistens in der Nacht, weil's am schönsten ist. Doch dank meiner Therapie und meinem Auseinandersetzen mit der Depression, wurde es irgendwann besser, bis ich kaum noch Anfälle hatte. Und wenn, dann gelang es mir, sie unter Kontrolle zu halten.

Das Licht am Ende des Tunnels leuchtet wieder auf – denn es wird besser. Es wird anders. Es wird ein Punkt kommen, an dem alles nicht mehr so schlimm ist. Der Punkt, der dafür sorgt, dass damit umgegangen werden kann. Sollte ich jetzt noch eine Panikattacke bekommen, weiß ich, dass es eine ist. Ich bin zwar nicht direkt sicher, woher sie kommt, und nicht immer wird einem das klar sein, aber es ist kein Ereignis mehr, das mich stark beeinträchtigt. Tatsächlich hatte ich eine kurze Panikattacke während ich dieses Buch schrieb. Ich merkte schlagartig, wie mein Herz anfing zu rasen. Mir wurde warm. Der Körper zitterte und der Kopf wurde schwer. Da ich schon seit einigen Monaten keinen Anfall gehabt hatte, war ich natürlich anfangs verwirrt. Mein erster Gedanke war »Herzinfarkt?«, gefolgt von »Schlaganfall?«. Aber genau das macht eine Panikattacke mit einem. Man fängt an, irrational zu denken und, wie der Name es eben sagt, Panik zu bekommen. Plötzlich merkte ich aber, was in meinem Körper vor sich ging. Also konzentrierte ich mich, so gut ich eben konnte. Ich schloss die Augen und in meinem Inneren schien auf einmal ein Kampf ausgebrochen zu sein. Irrational gegen rational, der Kampf des Jahrhunderts. In der einen Ecke klein, gemein und durchgeknallt, in der anderen

Ecke klein, ruhig und gelassen. Meine rationale Seite sagte leise und mit Bedacht: »Keine Sorge, es ist nur eine Panikattacke. Es wird dir nichts passieren. Versuch dich abzulenken. Achte auf deine Atmung. Dein Puls ist egal. Dein Herz rast. Da kannst du gerade nichts machen. Aber du kannst anfangen, gezielt und langsam zu aus- und einzuatmen. Vier Sekunden. Dann Einatmen. Kennst du doch. Bleib einfach ruhig. Leg dich auf die Couch, wenn dir das hilft.« Die irrationale Seite fing an zu schreien: »WAS? HINLEGEN? Und wenn wir dann nicht mehr aufstehen können? Wenn das ein Schlaganfall ist, ist das die schlechteste Entscheidung. Glaube ich! Wir sollten sofort unsere Frau anrufen!« Doch meine rationale Seite ließ sich von diesen Auswüchsen nicht beeindrucken: »Nein, sie ist bei der Arbeit. Die Zeiten sind vorbei, in denen wir jemand brauchten, der uns an die Hand nimmt. Aber du kannst ja dein Handy mitnehmen. Dann kannst du im Notfall jemanden erreichen. Auch wenn du es nicht benötigen wirst.« – »Gehst du jetzt wirklich auf die Couch? Das wird dein Tod sein!«, verspottete die irrationale Seite. Doch das tat ich. Langsam, aber zielstrebig legte ich mich auf die Couch. Ich nahm drei Kissen, legte sie in den Fußbereich, damit meine Füße oben waren und legte mich hin. Auch wenn die Symptome nicht besser wurden, konzentrierte ich mich auf meine gleichmäßige Atmung und ärgerte mich, dass ich gerade nicht weiterschreiben konnte. Doch das war nicht schlimm. Denn hinterher bemerkte ich: Die Panikattacke machte mir nichts mehr aus! Ich war an einem Punkt angekommen, an dem ich einen Anfall bekommen und für kurze Zeit kein voll funktionierendes Mitglied meines sozialen Umfelds sein konnte. Aber das kann ich auch so nur selten. Dafür bin ich zu sozialgestört. Eine meiner Superkräfte ist die fragwürdige

Möglichkeit, jede Konversation auf ein unangenehmes Thema zu lenken. Darüber hinaus bin ich super mies darin, einfach so ein Gespräch mit fremden Leuten anzufangen. Wenn es aber darum geht, einen ganzen Raum zu unterhalten oder auf der Bühne zu stehen und wie ein Affe zu tanzen, ist das gar kein Problem. Und wenn ein Freund oder eine Freundin auf mich zukommt und Hilfe sucht, bin ich natürlich sofort zur Stelle.

Aber ich komme vom Thema ab. Meine Aussage soll nicht sein: Haha, schaut mich an, ich bin so toll, ich habe Panikattacken in den Griff bekommen. Nein, ich möchte damit sagen, dass es möglich ist, irgendwann wieder einen normalen Alltag zu haben. Der mag nicht gerade jetzt da sein. Er mag nicht am Horizont sein. Und vielleicht scheint er gerade ungreifbar. Aber er wird kommen, da bin ich mir sicher. Bei mir hat es immerhin drei Jahre gedauert, bis die Sonne wieder aufging.

The night is darkest just before the dawn. And I promise you, the dawn is coming.
- The Dark Knight

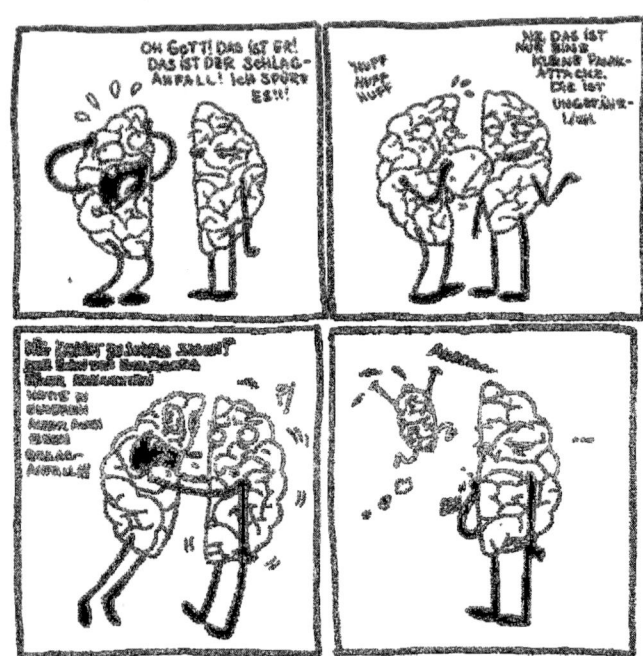

178

Wie geht es weiter?

Durch meine Depression habe ich viel über mich erfahren, über psychische Erkrankungen und einige andere Dinge. Ich habe mir selber ein paar Regeln aufgedrückt, die ich gleich noch teilen werde. Ich habe mich zum ersten Mal richtig mit meinem Körper auseinandergesetzt. Ich habe als Kind und Jugendlicher in meinem Elternhaus nie gelernt, wie man mit Krankheiten umzugehen hat. Stattdessen galt Angst als Grundstimmung, aber es gab keine rationale Auseinandersetzung mit dem Thema. Doch das ist nicht schlimm, denn gerade schwierige Themen bespricht man nicht gerne mit seinen Kindern und man weiß auch nicht immer, was man sagen soll. Ich kenne meinen Körper jetzt. Ich habe beinahe drei Jahre benötigt, um ihn richtig kennenzulernen. Um zu wissen, wie schnell mein Herz normalerweise schlägt. Was genau in meinem Körper weh tut, wenn es an einer bestimmten Stelle drückt, ziept oder aufgebläht ist. Wie ich mich zu verhalten habe, wenn es doch mal etwas schlimmer ist: Ruhig.

Die vorangegangenen Zeilen lesen sich wahrscheinlich lustiger, als sie gemeint sind. Zu Beginn meiner Depression war ich einfach nur auf Alarmbereitschaft und habe so oft es geht meinen Puls gemessen und alles an meinem Körper abgefühlt, was ich hatte, um zu schauen, ob sich in den letzten Stunden nicht doch was geändert hat. Das ist natürlich nicht hilfreich und macht auch keinen Sinn. Es spricht jedoch nichts gegen eine gesunde Haltung seinem Körper gegenüber, um seine eigene Physiologie und Psychologie zu kennen. Dadurch, dass ich zum Beispiel weiß, wie groß meine Hoden sein sollten, taste ich sie ungefähr einmal im

Monat ab und schaue, ob ich Unebenheiten oder Knubbel finde. Wenn das der Fall ist, dann gehe ich zum Arzt. Ist tatsächlich schon passiert, aber der Befund war glücklicherweise ernüchternd: Aufpassen, dass der Neffe beim Spielen nicht mit voller Kraft reintritt.

Wenn ich Sport treibe, dann fühle oder achte ich regelmäßig auf meinen Herzschlag. Einfach um zu gucken, ob alles gleichmäßig und mein Puls nicht auf 200 ist. Das kann ich machen, indem ich Druck im Körper aufbaue, sprich die Luft anhalte und dann genau aufpasse oder indem ich einen Finger auf einen meiner Unterarme lege.

Sollte ich Kopfschmerzen, Schwindel oder Magenschmerzen bekommen und diese mir aus irgendwelchen Gründen Sorge bereiten, überlege ich, was ich in den letzten Stunden oder Tagen zu mir genommen oder unternommen habe. Meistens liegt die Antwort dann dort verborgen: Zu lange gearbeitet; Fast-Food in sich reingestopft; zu viel um die eigene Achse gedreht. Die Erkenntnis ist also meist nicht nur langweilig, sondern dazu beruhigend.

Wenn ich trotzdem mal einen Angstzustand habe oder sich eine Panikattacke anbahnt, gehe ich in mich und verlasse mich auf meine rationale Seite, die mich in 90% der Fälle beruhigt. Und sollte das nicht helfen, habe ich bei körperlichen Beschwerden meinen Hausarzt und bei psychischen meinen Therapeuten. Außerdem ist noch meine Frau da, die mir ebenfalls hilft, sollte das schwarze Männchen mal wieder versuchen, sich größer zu machen, als es in Wirklichkeit ist. Somit weiß ich, dass ich nicht alleine bin und für alle Notlagen im Leben jemanden habe, auf den ich mich verlassen kann.

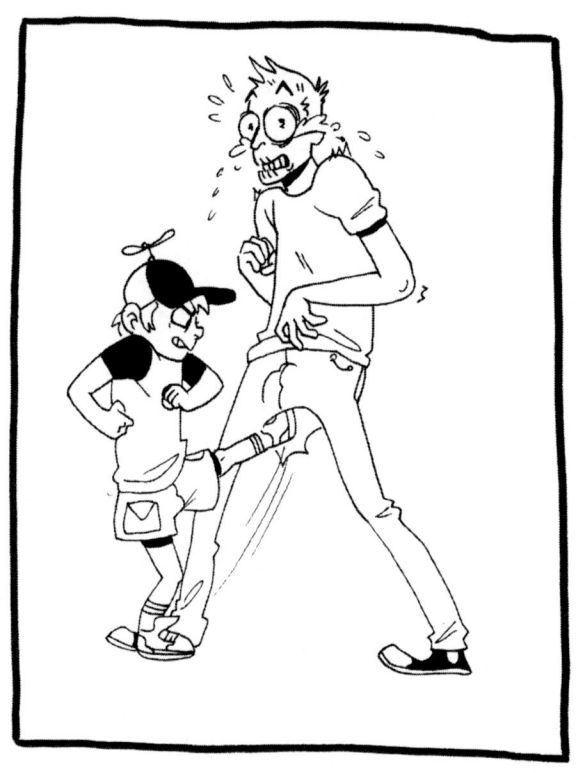

Durch meine Depression habe ich ebenfalls gemerkt, dass ich mein altes Leben, das ich mir in Hochphasen so arg zurückwünsche, gar nicht wiederhaben will. In der Zeit habe ich zwar schon manche Ziele verfolgt, aber nur nebenher und ohne mich richtig reinzuhängen. Das hat sich dann aber geändert, als die Genesung eintrat. Ich war und bin voller Enthusiasmus und Ehrgeiz auf meine Ziele zu gerannt und versuche jeden Tag, auf einen meiner Träume hinzuarbeiten. Denn wenn ich Pech habe, kann das schwarze Männchen ganz unerwartet wieder auftauchen. Oder vielleicht passiert auch etwas anderes und sorgt dafür, dass ich erstmal nicht weitermachen kann. Somit möchte ich meine Zeit nutzen, um am Ende zumindest sagen zu können: »Ich habe es probiert«.

Es gibt keinerlei Grund, nicht alles Mögliche zu versuchen, um im Leben weiterzukommen und sich Wünsche zu erfüllen. »Aber das dauert sechs Monate, bis ich endlich ein paar Bauchmuskeln habe.« Und in diesen sechs Monaten kann man dann entweder trainieren oder nur auf seinem Hintern sitzen und nichts machen.

So wie ich das sehe, haben wir alle nur dieses eine Leben. Und wir sind es uns selber schuldig, so viel daraus zu machen, wie wir nur können.

Wie erwähnt, hat mich meine Depression auch vieles gelehrt. Insbesondere, dass ich keinen Tag mehr verstreichen lassen möchte, ohne etwas Produktives zu machen. Natürlich ist Urlaub davon ausgenommen, da sollte man entspannen. Aber zumindest zu Hause möchte ich nicht mehr tagsüber auf der Couch oder im Bett rumlungern und gar nichts mehr tun. Stattdessen möchte ich jeden Tag auf eines meiner Ziele hinarbeiten. Egal, ob es ein kleines oder ein großes ist. Selbstredend macht es keinen Sinn, sich zu zwingen. So habe ich an diesem Buch nur geschrieben, wenn ich wirklich Lust und Ideen hatte. Ansonsten habe ich etwas anderes unternommen. Und das hilft mir nicht nur dabei produktiv zu sein und auf meine Ziele hinzuarbeiten, sondern als kleiner Nebeneffekt gibt es auch meiner Depression weniger Raum, da ich gar keine Zeit habe, mich um sie zu kümmern.

Damit die Tage nicht mehr unproduktiv verstreichen, habe ich mir ein paar Richtlinien gesetzt:

Die Erste: Jeden Tag etwas Produktives machen. Und dabei geht es nicht darum, den Welthunger zu kurieren oder eine Krankheit zu heilen. Sondern, um die persönlichen Ziele voranzutreiben. Heute habe ich nur Zeit für zehn Liegestütze? Kein Problem, dann eben nur zehn! Aber dann habe ich immerhin zehn Liegestütze gemacht, anstatt keinen. Ich habe immerhin zwei Seiten geschrieben anstatt keiner. Ich habe immerhin den Rasen gemäht, anstatt ihn weiter wachsen zu lassen. Ich bin aufgestanden, habe mein Bett gemacht und mich angezogen. So klein oder trivial die Aufgabe auch erscheint, sie ist besser als die Alternative: Nichts zu tun und den Tag unproduktiv zu beenden.

Die Zweite: Sei dir selbst dankbar. Das klingt jetzt etwas paradox und eventuell esoterisch, aber es ist hilfreich, um sich besser zu fühlen. Es geht nicht darum, von anderen Menschen lobgehuldigt zu werden und gesagt zu bekommen, wie toll man ist. Es geht darum, dass man etwas für sich selbst und seine Zukunft unternimmt. Du hast gestern nur 500 Meter beim Joggen geschafft? Das ist super! Nächstes Mal schaffst du das Doppelte! Heute wollte dich die Muse nicht küssen und mehr als die Einleitung hast du nicht schreiben können? Das ist klasse! Immer noch mehr, als gar nichts zu schreiben. Selbst nur eine E-Mail zu verfassen, um etwas in Bewegung zu setzen, ist mehr als nichts zu tun. Und damit ist man anderen Menschen einen großen Schritt voraus. Menschen, die nur ihrem Alltag nachgehen, sich über ihre Arbeit beschweren und sonst nichts machen. Damit hängt man zudem seine Depression ab. Denn nichts ärgert das kleine schwarze Männchen mehr, als produktiv zu sein und sich selber auf die

Schulter klopfen zu können. Also sollte man sich über den eigenen Fortschritt freuen. Egal wie klein er ist.

Die Dritte: Man sollte sich verzeihen und sich weniger ärgern – beides ist wichtig. Hat man in der Vergangenheit etwas Dummes getan oder eventuell zu viel Geld für irgendetwas ausgegeben? Dann sollte man nicht so kritisch mit sich selbst sein, sondern sich verzeihen können. Am Ende des Tages ist es nur Geld gewesen. Viele Situationen sind von außen betrachtet, nur halb so schlimm. Ich versetze mich gerne in die Rolle des Beobachters, wenn ich mich über eine Situation oder mich selbst ärgere. Was würde ich mir sagen? Ist das Ganze wirklich so schlimm, wie es mir gerade vorkommt, oder ist es bald vielleicht schon eine lustige Geschichte? Das hilft mir, die Dinge leichter zu sehen und nicht so schnell die Fassung oder die Nerven zu verlieren. Ist der gestrige Tag doch unproduktiv gewesen? Habe ich es nicht geschafft auf eines meiner Ziele hinzuarbeiten? Dann verzeihe ich mir. Ist mir bei der Arbeit ein Fehler unterlaufen und es muss erneut angefertigt werden? So was passiert jedem. Das ist einfach nur menschlich. Anstatt mich zu ärgern, konzentriere ich mich auf das Wesentliche. Denn wer sich ärgert oder immer von sich selbst enttäuscht ist, ist automatisch weniger produktiv.

Die Vierte, klischeehaft als goldene Regel bezeichnet: »Warum nicht?« Ich habe eine Idee? Möchte ein Projekt in die Tat umsetzen? Will irgendwas Verrücktes starten, für das andere mich schief anschauen? Dann sollte die Frage nicht lauten: »Warum?«, sondern »Warum nicht?«

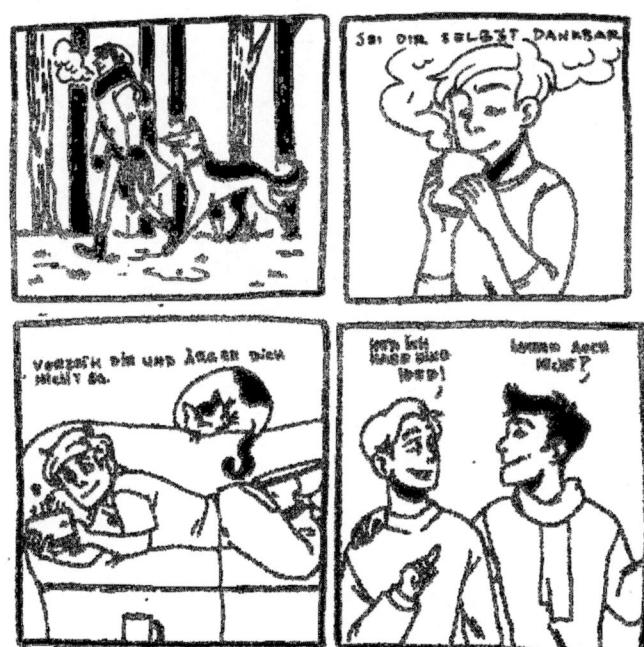

Viel zu oft habe ich in meinem Leben »*Warum?*« anstelle von »*Warum nicht?*« gehört. Sei es von Menschen, die es einem nicht zutrauen, oder von Menschen, die an eine geäußerte Idee nicht glauben. Von diesem Buch habe ich niemandem erzählt. Nur meiner Frau und daran Beteiligten. Denn ansonsten hätte ich mir Sätze wie »Warum schreibst du ein Buch über deine Depression? Gibt es nicht genug Bücher zu dem Thema?« oder »Glaubst du wirklich, dass ein Verlag so ein spezielles Buch herausgeben wird?« anhören können. Ob die Sätze wirklich gefallen wären, sei mal dahingestellt. Aber ähnliche Auswüchse habe ich in der Vergangenheit zu hören bekommen, wenn ich Ideen vorgestellt habe oder Projekte angegangen bin.

Menschen, die einem mit »Warum?« anstatt mit »Warum nicht?« entgegnen, sollten lieber keine Rolle in Entscheidungen spielen. Wie viele Ideen, Unternehmungen, Projekte, Erfindungen, Neuerungen, Entwicklungen hätte es einfach nicht gegeben, wenn ihre Urheber auf Warum-Menschen gehört hätten? Zu viele, um sie hier aufzuzählen. Dabei ist es vollkommen egal, ob eine Ideen im ersten Moment lustig, komisch oder unorthodox erscheinen. Wenn jemand eine gute Idee hat, dann sollte er sie umsetzen.

Ich habe in meinem Leben viel zu oft auf Menschen gehört, die mir mit »Warum?« entgegneten. Die etwas von mir lasen und mir dann sagten, dass es keine gute Idee sei, über so etwas zu schreiben. Falls Sie eine Idee haben und ein Konzept ausarbeiten können, das Sie später anderen vorstellen wollen, dann tun Sie das. Hören Sie nicht auf Menschen, die versuchen, Ihnen irgendetwas auszureden. Denn manchmal steckt nur ein Beweggrund dahinter: Neid. Und wenn es nicht Neid ist, dann die Erinnerung, dass sie selber nur auf ihren Hintern sitzen und nichts tun. Sobald Sie etwas Produktives unternehmen, von dem andere etwas mitbekommen, bemerken sie, was sie alles hätten unternehmen oder erreichen können, wenn sie einfach mal aufgestanden und losgezogen wären.

Manche Menschen hassen einen regelrecht dafür, dass man etwas Produktives unternimmt, da es sie daran erinnert, dass sie rein gar nichts erreicht haben. Dies sieht man insbesondere online in den sozialen Netzwerken und auf Plattformen mit Kommentarfunktionen. Wie oft Menschen dort »Warum?« fragen, wobei es sich hier in infantilen Beleidigungen und trollartigem Verhalten äußert. Anhand dieser Beiträge kann man aber sehr gut beobachten, dass es zum größten Teil genau darauf hinausläuft: Auf Menschen, die unzufrieden sind und daran erinnert werden, nichts geschaffen zu haben, was für die Nachwelt von Bedeutsamkeit ist oder zumindest für einen selber einen hohen Stellenwert hat.

Tatsächlich habe ich die Frage und den zugehörigen Denkanstoß »Warum nicht?«, das erste Mal von Kevin Smith gehört. Einem amerikanischen Filmemacher, der sich damals hochverschuldet hat, um seinen Film *Clerks* zu drehen. Viele Leute haben ihn gefragt »Warum?«, doch er erwiderte immer »Warum nicht?«, da er sich einen Traum erfüllen wollte. Und am Ende hat es sich sogar mehr als bezahlt gemacht. Mittlerweile ist er zumindest in kleineren Kreisen ein beliebter Filmemacher, der sich einen Namen mit Streifen gemacht hat, die vor allem durch ihren Humor und ihre Dialoge punkten. Und hätte er damals auf Leute gehört, die ihn »Warum?« gefragt haben, gäbe es seine Filme wohl nicht.

Für mich bildet diese Frage meinen zentralen Antrieb, weil ich ohne sie vieles nicht angegangen wäre. Ich hätte dieses Buch nicht geschrieben. Würde nicht weiter an meinem Stand-up-Programm arbeiten und erst recht nicht weiterhin in meinem Hirn kramen, um noch mehr Projekte anzugehen. Denn ich habe noch einiges vor und dabei stelle ich mir nie die Frage »Warum?«, sondern immer nur »Warum nicht?«. Außer es geht um ungeschützten Geschlechtsverkehr.

Ein Versprechen

Ich hoffe, Sie konnten etwas für sich mitnehmen. Nicht nach dem Motto: Oh mein Gott, so geht es mir auch, das wird niemals anders. Sondern eben mit einem positiveren Ausblick auf die Zukunft. Mit der Hoffnung, dass es besser wird und Sie die Kraft haben, Ihre Depression in den Griff zu bekommen und Ihr Leben davon irgendwann nicht mehr beeinflussen lassen.

Oder vielleicht haben Sie gar keine Depression, sondern sind ein Angehöriger. Oder Sie sind einfach nur neugierig. Beides freut mich, da ich Ihr Interesse für das Thema wecken konnte und Sie eventuell einen anderen Blick dafür bekommen haben und somit anders auf Menschen zugehen, die unter einer Depression leiden. Dass Sie Menschen mit einer mentalen Krankheit unterstützen können. Dass eine Depression eine Erkrankung wie jede andere ist. Sie sollte ernstgenommen und behandelt werden. Niemand sollte sich ausgeschlossen oder wie ein Aussätziger fühlen, weil er nicht ganz gesund im Kopf ist. Denn die psychische Gesundheit ist ebenso wichtig wie die Körperliche. Keine Sorge, Sie haben kein Déjà-Vu, ich wollte es nur nochmal unterstreichen.

Mein Therapeut hat mir in einer der ersten regulären Sitzungen versprochen, dass es besser wird. Dass ich mit der Krankheit klarkommen werde und gegen sie kämpfen kann. Davon ab, dass es mir damals sehr unverantwortlich erschien so etwas zu versprechen, da er es schlichtweg nicht wissen konnte, regte es mich zum Hinterfragen an.

Als Kind habe ich mich durch den Religionsunterricht mit dem Thema Gott, der Bibel und anderen Glaubensrichtungen auseinandergesetzt. Religionsunterricht ist ein wichtiger Bestandteil in Schulen. Aber er sollte breitgefächerter und objektiver sein und weder voraussetzen, dass die Teilnehmer gläubig sind noch sich nur auf die christlichen Aspekte beziehen. Denn wäre ich im Nahen Osten geboren, würde mir im Religionsunterricht Allah nähergebracht werden und mir gesagt, dass ich an ihn glauben sollte. Wäre ich in Indien geboren, wären meine Götter Vishnu und Kali. Hätte ich im alten Griechenland gelebt, wäre es Zeus. Im alten Ägypten hätte ich zu Horus, Ra und Anubis gebetet.

Da es zu meiner Jugendzeit üblich war, habe ich den Konfirmationsunterricht besucht. Wenig später wurde ich konfirmiert und als ich 14 Jahre alt war, wurde mir immer wieder gesagt, dass es eine große Macht im Himmel gibt, die herabschaut und über einen wacht. Sie sei allmächtig. Aber mischt sich nicht ein. Das brachte mich recht schnell zum Zweifeln und Hinterfragen. Den Glauben verlor ich fix und eine Zeitlang sah ich in meiner Jugend auf Menschen herab, die gläubig waren. Keiner konnte mir Beweise liefern, denn das Totschlagargument war immer dasselbe: »Ich fühle Gott in mir«. Dabei kann man schon mit leichten Fragen, die zum Teil sogar Kindern einfallen, die Grundfeste einer Religion erschüttern.

Aber ich möchte an dieser Stelle gar nicht meinen Atheismus nach außen kehren. Und ich sehe auch nicht auf Menschen herab, die gläubig sind. Sofern sie den Glauben anderer Menschen akzeptieren und nicht im Namen ihres Gottes anderen Schaden zufügen. Respekt ist wichtig, egal ob jemand christlichen, muslimischen oder buddhistischen Glaubens vor einem steht. Solange wir friedlich diskutieren, uns die Köpfe nicht ganz abreißen und danach einen trinken gehen können, ist alles in Ordnung.

Worauf ich hinausmöchte ist folgendes: Das Hinterfragen der Religion zeigte mir, wie wichtig kritisches Denken ist. Ich fing an, alles zu hinterfragen, was ich nur hinterfragen konnte. Mein Wissensdurst steigerte sich, ich entdeckte die Philosophie und las diverse Texte und Bücher. Wunschdenken, Esoterik, aus der Hand lesen und anderer Schwachfug, der in eine, meines Erachtens nach, gefährliche Richtung ging, war mir ein Graus. Wenn Leute mir etwas von einem »Geheimnis« erzählten, bei dem das Universum die eigenen Wünsche nach einem dicken Auto und großem Haus erfüllte, wenn man nur fest genug daran glaubte, stellten sich mir die Nackenhaare auf. Es ist unverantwortlich, Menschen, die anscheinend nicht die kognitiven Fähigkeiten haben, für sich selber nachzudenken, mit so einem abgehobenen Mist auszubeuten und ihnen weiß zu machen, dass sie sich alles herbeiträumen können, wenn sie dem Universum nur lange genug klarmachen, dass sie es verdienen. Ganz besonders gefährlich wird es dann, wenn es um Krankheiten geht.

Wenn mir also jemand sagt: »Ich verspreche Ihnen, dass Sie wieder gesund werden«, gehen bei mir erst einmal die Alarmglocken an. Eigentlich ist es unverantwortlich, so einen Satz zu äußern. Außer jemand hat Schnupfen. In jedem Fall wäre ich etwas pikiert und würde über die Aussage nächtelang nachdenken. Irgendwann kam ich dann aber zu der Erkenntnis, dass sie nicht auf esoterischem Wunschdenken basiert, sondern auf dem Glauben an den Menschen, der gegenübersitzt. Mein Therapeut kannte mich etwas besser durch die vorangegangenen Sitzungen und konnte abwägen, in welche Richtung sich meine Depression entwickeln würde.

Sie haben sich dieses Buch gekauft, weil Sie vielleicht ebenfalls hoffen, etwas Hilfestellung bei Ihrer Depression zu erhalten und versuchen, mit ihr zu leben. Und ich bin mir sicher, dass Sie das schaffen werden. Denn alleine, dass Sie sich diesen Schinken gekauft und bis hierhin gelesen haben, zeigt, dass Sie wieder gesund werden möchten. Und dass ich ein halbwegs annehmbarer Autor bin!

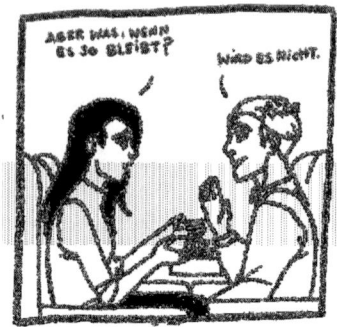
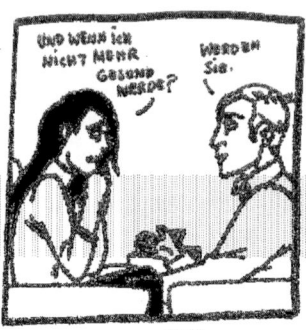
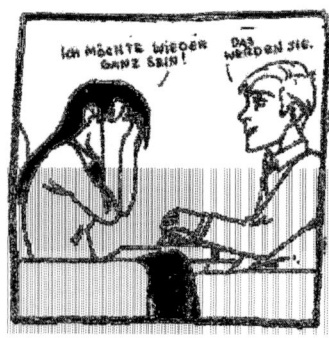
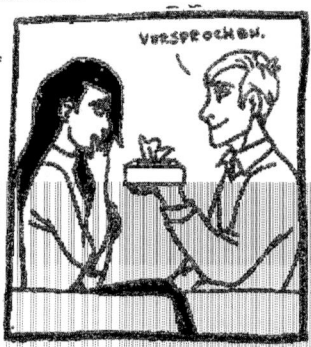

Nachwort

Als ich mit dem Schreiben begann, hatte ich Sorge, dass ich nicht über zehn Seiten kommen würde. Das hat sich glücklicherweise nicht bewahrheitet. Dafür habe ich viele vergangene Ereignisse in meinem Kopf Revue passieren lassen. Einige davon hatte ich gar nicht mehr präsent und an andere wollte ich mich nicht erinnern. Manche Kapitel schrieb ich mit einem schlechten Gefühl in der Magengegend, andere sorgten dafür, dass meine Depression versuchte anzuklopfen. Nichtsdestotrotz hat es gutgetan, die Vergangenheit nochmal ins Gewissen zu rufen und das Erlebte zu verarbeiten. Das hatte ich bis hierhin nämlich nicht getan. Eine Katharsis, wenn man so möchte.

Ich wollte damit kein Mitleid erheischen und auch nicht bedauert werden. Das ginge auch komplett an der Intention dieses Buches vorbei. Sondern mir ging es schlichtweg darum, andere auf ihren Weg, und wenn auch nur via Text, zu begleiten.

Ich überlegte, wie ich manche Textpassagen oder Tipps einfacher darstellen könnte, so dass sie zusammenfassend aufbereitet sind und leicht verständlich sein würden. Die Idee, kleine Comics zu gestalten, lag nah. Einfach, weil ich selber sehr gerne und oft Comics lese und zudem denke, dass sie transparent und locker rüberbringen können, was teilweise eher schwer verständlich und komplexer verpackt ist.

Dabei war mir von Anfang an bewusst, dass natürlich nicht jeder dafür empfänglich sein wird und eventuell sogar denkt, dass ich die Thematik damit verharmlosen könnte. Beispielsweise das Comic zu Panikattacken und was dabei helfen könnte. Mir schwebten verschiedene Variationen vor, die mir aber alle nicht sonderlich gefielen. Ich hatte anfänglich den Eindruck, dass es fehlinterpretiert werden könnte, wenngleich die Botschaft klar sein sollte: Es geht zu keiner Zeit um Objektivierung, sondern lediglich um Partner, die einem hilfsbereit zur Seite stehen.

Ich hoffe wirklich, dass dieses Buch hilft. Betroffenen, Angehörigen und auf allgemeiner Ebene. Dass es ein größeres Licht auf die Krankheit Depression wirft und dafür sorgt, dass der ein oder andere mehr darüber erfährt, sie besser versteht und nicht mehr denkt: »Das ist doch nur erfundener Humbug.« Sollte mir das bei nur einer Person gelungen sein, dann bin ich zufrieden.

Sie haben jetzt selber lesen können, was so eine Depression mit einem macht und wie schlimm es teilweise zugehen kann. Ich hoffe, dass ich anderen mit diesem weitergegebenen Wissen etwas helfen kann. Ich denke, hätte ich vieles im Vorfeld bereits gewusst, zum Beispiel dass Panikattacken ungefährlich sind, was Psychosomatik ist oder wie ich mir eine Depression vorstellen kann, dann wäre mein Krankheitsbild eventuell anders verlaufen.

Tatsächlich habe ich beim Schreiben gemerkt, dass alles niemals in dieses Buch passen wird. Vor allem, weil es hier nicht um mich gehen soll, sondern um Sie. Damit Sie mehr über die Krankheit erfahren und eventuell auf sich oder einen Bekannten anwenden können. Deshalb habe ich einiges, was mir in der Zeit passierte, nicht aufgeführt. An manches, habe ich mich erst zu spät erinnert, wenn es für das Kapitel nicht mehr relevant war oder ich nicht das Bedürfnis hatte, noch einmal zurückzugehen und es einzufügen. Das liegt insbesondere daran, dass ich mich nur wiederholt oder noch mehr darüber geredet hätte, wie sehr ich manche Tage und ganz speziell mich selbst gehasst habe. Aber ich denke, davon steht hier mehr als genug drin.

Zum Schluss bleibt mir also nichts mehr übrig, als mich bei Ihnen zu bedanken. Und das meine ich auch so. Das sind keine leeren Worte, damit wir uns beide gut fühlen können. Sondern sie sind ehrlich. Danke, dass Sie sich dieses Buch gekauft und die Zeit genommen haben, es zu lesen. Entweder, weil Sie selbst betroffen sind oder schlichtweg neugierig waren. Danke, dass Sie somit hoffentlich mit mir versuchen, die Welt zum Thema Depression aufzuklären und ein kleines Stückchen besser zu machen, indem wir die Krankheit entstigmatisieren, sodass Betroffene sich trauen, offen darüber zu reden und sich Hilfe zu suchen. Danke, dass Sie die Geschichte eines Unbekannten gelesen haben, obwohl wir keinerlei persönliche Verbindung zueinander haben. Danke, dass Sie sich die Hilfe suchen, die Sie benötigen und verdienen.

Nachschlagabschnitt

Mir fiel tatsächlich kein besseres Wort als »Nachschlagabschnitt« ein. Hier finden Sie ein paar Links und Hinweise zu meinen sozialen Auftritten in Netzwerken. Sowie Infos zur Comic-Zeichnerin.

Falls Sie mehr von mir lesen oder sehen möchten, finden Sie mich auf:

Twitter: **@ZURPLEPERG**

Facebook: **Jules** (@NichtBatman)

Instagram: **@der_jules_**

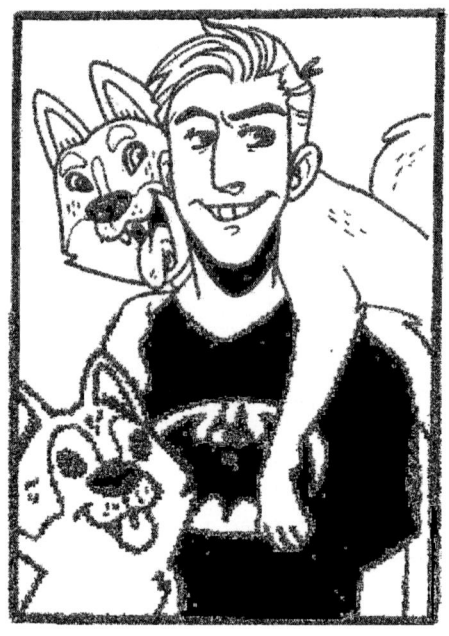

Auf diesen Plattformen können Sie mich gerne kontaktieren, sollten Sie Fragen haben oder Ihnen irgendwas anderes auf dem Herzen liegen.

Die Comic-Zeichnerin heißt Kira Jung und ist auf folgenden Seiten zu finden:

Twitter: **@rotzfake**

Instagram: **@rotzfake**

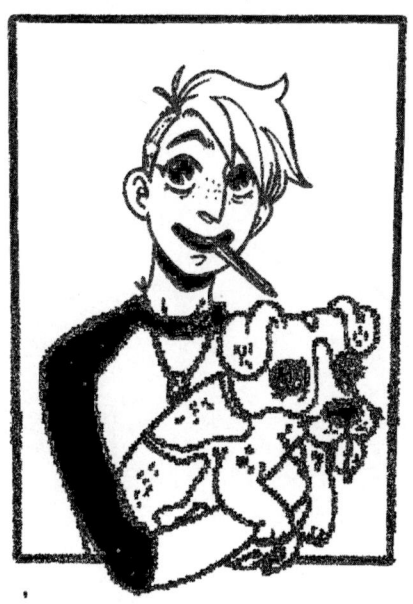

Hier wird Ihnen geholfen

Wie versprochen, finden Sie hier noch eine Liste von hilfreichen Nummern, bei denen Ihnen, wenn gewünscht, auch anonym geholfen werden kann.

Die Telefon-Seelsorge: 0800/1110111 & 0800/1110222 & 116 123

Die Nummer gegen Kummer:

https://www.nummergegenkummer.de/

Selbsthilfegruppen NRW: http://www.vernetzdich.de

Jugendnotmail (Kinder und Jugendliche):

https://www.jugendnotmail.de/

Die Online-Beratung der Caritas:

https://www.caritas.de/hilfeundberatung/
onlineberatung/onlineberatung

Die »Online-Psychologen« haben ebenfalls eine große Auswahl an Hilfestellen:

http://www.dieonlinepsychologen.de/tag/
notfalladressen.html

Vico Salinus & Sascha Petrovic
Exsanguis I
EYGENNUTZ VERLAG 2016
ISBN: 978-3-946643-02-9
12,90 €

Eine unmystische Vampirgeschichte

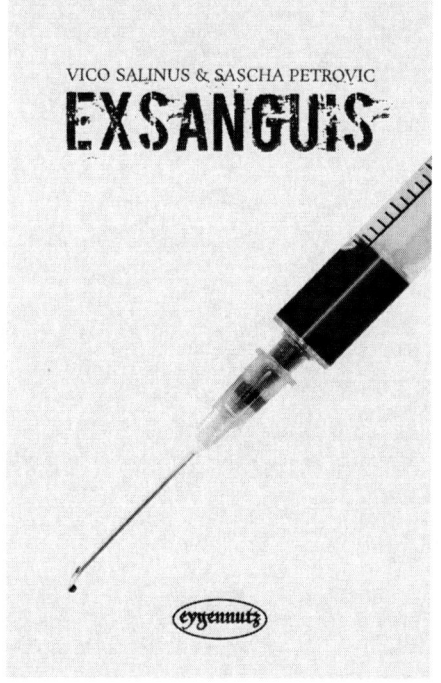

»*Wer weder unter Hämato- noch Homophobie leidet, wird diesen kurzweiligen Serienauftakt mit Vergnügen verschlingen!*«

Christoph Kutzer, Sonic Seducer (Ausgabe 02/16)

Bianca Stücker
99%
EYGENNUTZ VERLAG 2018
ISBN: 978-3-946643-05-0
10,90 €

Eine unbequeme Liebesgeschichte

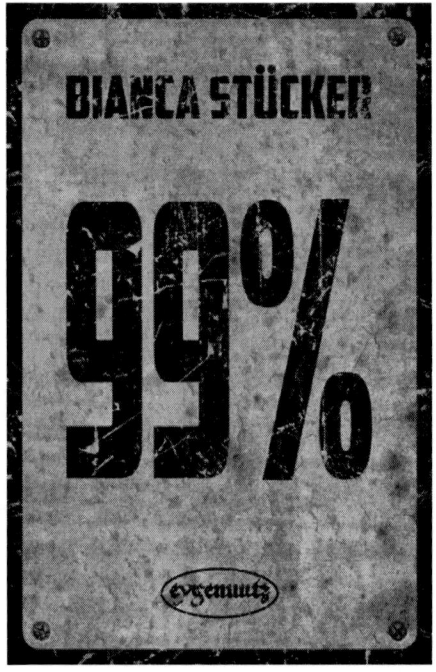

»Stücker beschreibt ein beklemmendes,
impulsarmes Leben in der Tristesse und Sprachlosigkeit.«

Frank Osiewacz, WA (März 2018)